本书由山西省"1331工程"重点创新团队建设计划资助

《健康人文》丛书（第三辑）

总主编 段志光 刘 星

中医艺术读本

主 编 刘润兰 冯前进
编 委 翟春涛 张 凡 崔长虹 王霁雪

人民卫生出版社

图书在版编目（CIP）数据

中医艺术读本 /刘润兰,冯前进主编 . —北京：
人民卫生出版社,2019

（健康人文丛书 . 第三辑）

ISBN 978-7-117-29600-7

Ⅰ.①中…　Ⅱ.①刘…　②冯…　Ⅲ.①辨证论治
Ⅳ.①R241

中国版本图书馆 CIP 数据核字（2019）第 297064 号

人卫智网　www.ipmph.com	医学教育、学术、考试、健康，	
	购书智慧智能综合服务平台	
人卫官网　www.pmph.com	人卫官方资讯发布平台	

中医艺术读本

主　　编：刘润兰　冯前进
出版发行：人民卫生出版社（中继线 010-59780011）
地　　址：北京市朝阳区潘家园南里 19 号
邮　　编：100021
E - mail：pmph @ pmph.com
购书热线：010-59787592　010-59787584　010-65264830
印　　刷：三河市博文印刷有限公司
经　　销：新华书店
开　　本：710×1000　1/16　印张：8
字　　数：135 千字
版　　次：2019 年 12 月第 1 版　2019 年 12 月第 1 版第 1 次印刷
标准书号：ISBN 978-7-117-29600-7
定　　价：29.00 元

打击盗版举报电话：010-59787491　E-mail: WQ @ pmph.com
质量问题联系电话：010-59787234　E-mail: zhiliang @ pmph.com

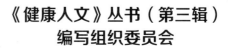

《健康人文》丛书（第三辑）
编写组织委员会

总 主 编　段志光　刘　星

副总主编　苑　静　冀来喜　闫敬来

委　　员（以姓氏笔画为序）

　　　　　王　军　冯前进　刘润兰　李　俊

　　　　　李明磊　张俐敏　张斌仁　武峻艳

　　　　　施怀生　薛芳芸

秘 书 长　王　军（兼）

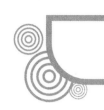

总　序

党的十九大报告指出，"文化是一个国家、一个民族发展中更基本、更深沉、更持久的力量"。中医药是中华优秀传统文化的重要组成部分，中医药文化自信是中华民族文化自信的重要组成部分。《中共中央国务院关于促进中医药传承创新发展的意见》提出，传承创新发展中医药对弘扬中华优秀传统文化、增强民族自信和文化自信具有重要意义。在健康中国建设与中医药事业发展的新时代，传承中医药文化，坚定中医药文化自信是坚持文化自信的必然要求，必将丰富文化自信的内涵，因而具有重要的理论意义。同时中医药文化自信教育有助于提升大学生的民族自豪感，提高大学生的思想道德素质，是落实"立德树人"根本任务，人才培养首要任务的重要抓手，因而具有重大的现实意义。

山西中医药大学坚持学深悟透习近平新时代中国特色社会主义思想和党的十九大精神，深入学习贯彻习近平总书记关于高等教育和中医药发展的重要论述，贯彻落实全国教育大会、全国中医药大会等会议精神，紧紧围绕立德树人根本任务，以中医药文化自信教育为人才培养首要任务，以提高师生医护员工中医药文化自信为出发点和落脚点，出台《山西中医药大学关于开展中医药文化自信教育的通知》，启动中医药文化自信教育，积极探索构建科学规范、系统完善的中医药文化自信教育体系。

在开展中医药文化自信教育的进程中，我们深切地感受到中医药文化自信教育不仅是高校的职能、教师的责任和学生的本分，也是传承精华、守正创新，推动中医药事业和产业高质量发展，推动中医药走向世界的根本动力；同时发现中医药文化自信教育教材的缺失与匮乏，于是提出编写一套创新教材的想法，并将丛书定位于既是面向在校生的创新教材，也是面向社会各界人士的科普读物。

本套丛书按照启蒙先导、通俗易懂、重点突出、由博返约的编写主旨，注重丛书的系统性与独立性、选材的典型性与普及性、形式的多样性与趣味性、内容的科学性与针对性的统一。

丛书以提高读者中医药健康文化素养为目标,立足优秀中国传统文化视角,围绕中医药文化内涵,突出中医药学科特点,以中医药学基本理论为主线,以经典案例故事为载体,内容既包括中医药学的哲理医理,又广泛涉及哲学、艺术、历史、美学等领域,力求做到健康人文与中医药学、传统与现代、传承与发展的有机结合,引导读者在领略中医药文化魅力的基础上,坚定文化自信,弘扬中医之美。

丛书由山西省"1331工程"重点创新团队(中医学医教协同"5+3"人才培养研究创新团队)建设计划(晋教科〔2017〕12号)资助。

由于编写者经验和水平有限,纰漏之处,在所难免,还请各位读者不吝批评指正。

段志光　刘　星
2019年10月于山西中医药大学

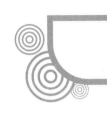

前　言

亲爱的同学们,你们走出基础教育的学堂,来到一所学习中医药学的学府,不像进入其他大学要遇到和学习的学科及专业,那些学科和专业是你们在基础教育阶段所学习知识的延伸、深入和升华,具有明显的连贯性,而学习中医药学,也许会或多或少地给你们带来一些陌生感。

在基础教育阶段,你们学习诸如物理、化学和数学等自然科学,也学习像绘画、音乐、舞蹈等这样的艺术课程,然那时或现在,你们有想过科学与艺术之间存在的内在联系吗?

纵观人类文明发展历史,在人类文明发展进程中很长的一段时期内,科学与艺术一直是分立并行的,因而形成了科学与艺术两大分野,并不断地从中分化出了不同的分科之学和多样化的艺术形式,因之也诞生了许许多多的科学家和艺术家。在那一段进程中,无论是科学家还是艺术家,他们都认为科学与艺术是截然不同的知识范畴,科学是理性的,而艺术则是感性的,科学揭示真,而艺术却创造美,这无疑均是人类永恒的追求。

然事实上,科学与艺术都是人类心智和欲望表达的创造,它们就像一对孪生兄弟,不仅互相"拥抱"着诞生于人类文明的起源,而且互相依存地共生于人类文明的发展和演化进程中。如果我们潜心洞察科学与艺术伴随着人类文明发展与演化的步伐一路走来的"轨迹",格物致知,自然就会发现科学与艺术在原本意义和价值上的统一与融合。

在一次面向青少年的国际艺术科普展览上,有一个展品是用一个玻璃瓶、三两株水草和若干彩色透明的小石头为小鱼搭建的一个生态平衡的"小世界",这其中就形象地体现了科学与艺术的完美统一,将抽象严谨的生态科学与具象生动的生态艺术巧妙地融合于一体。还有,如果你倾心观察,仅仅是让油在水面自由舒展,就会发现按照水油分配规律展现出来的图画有似潮涨潮落的海滨,甚至是色彩斑斓的珊瑚礁,科学的真与艺术的美在其间交互辉映。

如今,科学与艺术的融合正在成为一种发展趋势,成为一种进行科学研究和艺术创作的有效思维方式及方法,借助于此,能极大地丰富科学和艺术的想象力,拓展其研究和创作的时间和空间,科学与艺术的融合必将成为进行科学与艺术创新的不竭源泉。

科学与艺术的统一与融合,虽然是当今科学家和艺术家的共识,然其可上溯至远古时期西方和中国的哲学家和科学家的思想中,甚至可以溯源至英语"Art"和汉语"艺"所共有的语义文化密码中。在这一方面,一个特别的例子就是经典中医药学。经典中医药学从思维方式、认识方法到表述体系都充满并洋溢着科学与艺术的兼容和完美的统一。

亲爱的同学们,你们在求学的道路上选择了中医药学,相信你们在学习过程中会逐渐体味到经典中医药学的这一鲜明的特征和品格,由此,你们对学习中医药学也就不会感到陌生了。

为了让同学们能更好地学习中医药学,特别是经典中医药学,遵照校党委和校领导的指示,我们编写了这本小书,其目的是给同学们一个引导,希望你们既从经典中医药学中学习医学技能,也学习科学与艺术交融的思维和认识方法,不仅用这种方法学习中医药学,也用这种方法学习其他科学或艺术,甚至用这种方法洞察人生和世界。

这很有用!

冯前进

2019 年 10 月

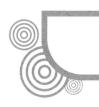

 目　　录

一、认 识 生 命

二、疾病与治疗

三、养　　生

四、中药与方剂

五、传统与现代

六、文医相通

七、中医英译

八、杂　　议

一、认识生命

　　概约而言,认识生命的途径有三:一种是靠生命科技的分析辨识,另一种是用艺术的视野隐喻感知,还有一种就是把科技与艺术融合起来的洞察。

　　纵观生命科技的发展,正在将认识生命的视野从可见的器官、组织和细胞水平深入至"看不见"的分子乃至量子水平。而正是在那个生命的分子和量子"拐角",科学家们发现,生命与自己生存的天体原本"自相似、自组织和自适应"地运动于统一的一根"弦"上,非线性地涌现出严肃科技律条和生动艺术的美丽交织。于此,科技与艺术同时意识到,只有依靠两者的相互交融,才能真正地揭示出生命运动的"真象",而经典中医药学虽然源于远古,但其认识生命的方法却在天人统一的理论基础上,浸透着科技与艺术精巧融合的特征。

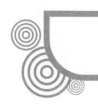

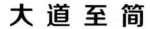

大道至简

在印象中，我很早就知道"大道至简"这一成语了，平常也时不时因生活或工作情景而记起，并在面对那些复杂纠结的事情时借以鼓励自己，但对其进行深究并与科学、艺术甚至是科学与艺术相融汇通的中医药学联系起来却是最近的事。

关于大道至简的出处，文献中说法不一，有人说源自老子的《道德经》，但也有人说《道德经》里并没有提到大道至简，其只不过是后学者通过凝练老子的思想和智慧总结出来的。大道至简的语义及其要表达的思想就像大道至简本身一样至简、至深而纯朴，那就是决定和支配自然及人间万物、万人变化之始的道法是极其简约的，虽然其变化的始终之间有纷繁复杂的万千衍化，但其繁杂之中却依然遵循并接受着至简之道的支配，普适性地利用着一种至简的机制。追溯历史，古今中外人们对这种至简之道的向往和探求从来就没有停止过。

在中国古代，有很多哲学家和思想家都提出并讨论过至简的命题。除了"万物之始，大道至简，衍化至繁"，老子还曾表达了"少则得，多则惑"的思想。由《孟子·离娄下》中的"博学而详说之，将以反说约也"之句形成了"由博返约"的成语，教导学者学会应用由博然升华至简约的学习方法。据汉代刘向《说苑》的记载，孔子曾说"丹漆不文，白玉不雕，宝珠不饰，何也？质有余者不受饰也"，这形象地表现了孔子对简朴素雅的向往和喜爱，而这也充分地体现在他"大乐必易，大礼必简"的思想中。南宋诗人严羽在《历代诗话·诗法家数》中有"绝句之法，要婉曲回环，删芜就简"的论述，由此衍生出的"删繁就简"从古至今都不只是一个用于修饰文章的成语，而更多的已经成为人们在处理复杂事物时候加以应用或希望建立的思维认知方式及分析和解决的方法。其实要是更深一层地说起来，古汉语就是一门简约之至的语言，像《道德经》这样至今都需要解读并令人敬仰的文章，数来也不过只用了五千多个汉字。

而在西方，古希腊的哲学家们就在一直孜孜以求物质世界至简的本原，那时候的德谟克利特等就提出了许多大致与古中国哲学家相似的关于构成物质世界本原的思想，就如原子、水、土、火之类。到了 20 世纪初，不知是受到中国老子的影响，还是源于独自的灵感爆发，欧洲的现代主义建筑大师路德维希·密斯·凡·德罗（Ludwig Mies Vander Rohe）在建筑设计中提出了几乎与老子"少则得，多则惑"思想完全一致的"Less is more"（少即是多）的理念，这既成了西方建筑设计的核心风格，也是简约主义在西方的起源。现在，简约主义的设计思想已经成为流行在艺术品和产品设计中的一种极具营销冲击力的时尚，成为被艺术家们时常提及的一种思维方法以及进行艺术创作和凝聚在艺术品中的一个鲜明的特征，就像计算机天才乔布斯把一个被咬了一口的苹果作为苹果电脑的标志，将"Bite"的读音和语义映射于计算机的"Byte"之中那样独具匠心的简约主义创意。

真的，细数起来，充满在哲学和艺术中的至简思想和方法比比皆是，或者更准确地说，哲学和艺术本身就是至简的学问。哲学之所以具有普适性的精准，就在于她是在发现和勾勒世间万物运动中那个具有共通边界的轮廓；而艺术之所以通美，就在于她从世间万象中能如"剥茧抽丝"一般地抽提出其中原本简约然却至美的线条。

由此说开，不仅仅是哲学和艺术，科学的发展同样也在悄然步入大道至简的认识轨道，用以揭示那些隐含于物理和化学运动乃至生命行为的深层，然却形成并决定着它们运动规律的至简机制。例如，物理学家正在寻求支配自然界万物运动的那种统一的力，它就像存在于物质时空中的一个"幽灵"，对物理学家们充满诱惑；构成难以计数的化学物质的基础是有限的化学元素，而那些绚丽多彩的化学反应无非来源于简约的原子结构及其量子力学规律；人的行为衍化出了变幻莫测的人间百态，然其也只不过都是生物学欲望的表达，如果理解了欲望产生的身心机制，我们也就能从人间百态的变幻莫测之中找到安顿自己心灵的方法；在传统的生物学视野中，生命系统无疑是异常复杂的，可分子生物学在 DNA 中发现的基因编码规则以及在分子水平普遍利用的能量偶联机制却又是异常简约的；生命科学在分子水平发现、鉴定了众多的生物活性分子，却发现分子生物学作用的普遍规则是一个分子在共奏生命乐律中常常扮演多种"角色"，面对这一"景象"，生物学家不免也生出了像老子"多则惑"一样的感叹，于是一种被称为"Compendium"的简约性研究方法以及系统和网络生物学被"催生"出来；数学之所以能"凌驾"于所有分科之学的顶上，就在于它能将几乎所有的物质运动规律用简洁的数或代数的公式、方程或函数表示出来；控制论仅通过输入、输出认识"黑箱"，用混沌、模糊或灰色理论及方法认识、解析和控制复杂系统，都是于复杂中发现和应用简约的思想和方法；狭义相对论的两条基本原理就是并不难接受的简单事实，然而由此做出的推论却根本性地改变了自牛顿以来物理学的根基。凡此种种，不胜枚举。

谈到物质运动本原的至简规律以及哲学、艺术和科学认识其的至简方法，就不能不论及医学，更不能不论及传统中医药学，因为我们只要潜心分析医学发展的历程，就不难发现它正清晰地显现出一条"删繁就简"的发展轨迹，也正是在这一发展轨迹上，我们发现现代医学与传统中医药学正在相互交叉。例如，目前医学家们已经认识和能够诊断并列入国际疾病分类系统中的疾病有近两万种之多，但病理学和分子病理学的研究却日益表明，如此多的疾病其实是由极为少数的病理生理学过程或分子病理学机制构成的，有许多疾病的发生常常在分子水平普遍地利用着同一类分子机制，这正是传统中医药学"异病同治"理论及方法的基础；许多疾病的发生和演变就如一个链条互为因果，如果能控制该链条关键节点上的某种疾病就可以控制由此继发的一系列疾病，而传统中医药学发现的"未病"就是这样的一个关键节点，由此使得传统中医药学"未病"理论及方法的光辉耀眼地反射出来；慢性身心性疾病的发生有许多原因，但细胞衰老却是它们发生的共同生物学基础，如果能够揭示细胞衰老的生物学机制并找到切实有效的延缓方法，那么，我们就可能破坏这一类疾病发生的内在生物学基础，由此我们便能理解传统中医药学为什么是如此重视延缓衰老的养生；当现代生物医学在生命的分子水平面对大量分子复杂的生理和病理行为而备感"多则惑"的时候，我们却重新注意到传统中医药学把机体复杂的生命活动概括、聚类为精、气、血、津液四类基本物质形态，抽象出阴阳五行相互作用规则，把疾病综合成"证"并创立"辨证施治"的理论及方法，这与生命科学在分子水平正在应用的"Compendium"方法以及系统和网络生物学虽不谋却相合，虽殊途却同归，由此研究开来，可生动地显示出生物医学认识生命和诊断疾病的一种全新却非常简约的思维方式和方法。

如此看来，大道至简是深深地渗透在哲学、艺术和科学之中的，深谙其真谛，应用其思想，真的可以启迪我们很容易受到迷惑的心灵，使我们能从表象纷繁嘈杂甚至令人迷乱的事物、人情中透视出那幅本原却异常宁静集美的图画。

（冯前进）

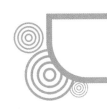

取象比类

　　早在大学读书的时候,听老师讲《中医学基础》和《黄帝内经》,就知道了取象比类,但那时候只是学习,对其并没有更多的探究,今天重新读到它,就像"路遇故人",记起当时学习的印象,有一种很"亲切"的感觉,于是,温故而知新,也就生出了一番另外的理解。

　　取象比类,即取已知之象,比相似之类,以识未知,是古代先哲们认识自然和人间事物及其变化的一个最为基本的和具有普适性的思维方式,就如《周易·系辞下》所说"古者包牺氏之王天下也,仰则观象于天,俯则观法于地,观鸟兽之文,与地之宜,近取诸身,远取诸物,于是始作八卦,以通神明之德,以类万物之情"。由此,古中国人"观象于天""观法于地",通过"昏见""昏中""朝觌"和"旦中"这样的方法观察并了解天象,甚至发明了可"上察天文,下观地理,中通人事,远取诸物,近取诸身""以类万物之情"的八卦编码方法。始于《周易》,之后,古代医学家又基于天象变化去类比认识人自身的生、老、病、死,这便是古中国"天人合一"思想和"天人相应"理论产生的缘由,当然也是中医药学起源和发展的基础。

　　说到"天人合一"和"天人感应",就不能不提起我国历史上著名的儒学大师董仲舒。汉朝时代,他"三年不窥园""尝乘马不觉牝牡""志在经传",一生致力于研究和推崇取象比类和天人感应思想,在其所著《春秋繁露》中专论"天人同类""天人相副"和"同类相召"等,便是他采用取象比类的思维方式进行天人感应研究的一个写照。在董仲舒看来,"天有阴阳,人亦有阴阳,天地之阴气起,而人之阴气应之而起。人之阴气起,而天之阴气亦宜应之而起,其道一也",甚至他还将天比作"人之曾祖父",认为人"上类于天",而人之形体乃为天数感化而成,我想,这应该算是古代思想家以"天地之象"类"人体之象"的一个很生动的论述,隐喻出了很深的在今天看来都颇有研究价值的天体生物学问题。不过,今天读起董仲舒的这些思想,除了心怀敬仰,在我心中倒也不禁倾出一些"此情可待成追忆,只是当时已惘然"的无奈!董仲舒虽然认识并提出了这样的问题，而且系统地总结和建立起了天人感应学说，但他却没有能够将这一学说导向更加深入的自然科学研究，而是滑向了"天命论"的"泥坑"，衍生出劝化民众遵从帝王统治的说教，这不能不说是一个多少都令人感到遗憾、感伤和值得深思的古中国哲学和科学现象。

虽然取象比类源于《易经》，但有关中医药学的取象比类思想和理论却是集中体现在《黄帝内经》中的，就如"人之肢节以应天地""上焦如雾，中焦如沤，下焦如渎""春脉如弦……夏脉如钩……秋脉如浮……冬脉如营""形精之动，犹根本之与枝叶也，仰观其象，虽远可知""主病之谓君，佐君之谓臣，应臣之谓使"之类。从《黄帝内经》始，经过后世医家的不断发挥，取象比类的思想更广泛地渗透和应用于中医药学理、法、方、药的各个方面，不仅成为贯穿于中医药学理论和临证实践体系中的一个核心的思想和基本的思维方式，而且从中化生出一系列用以揭示人体生命活动和病理变化以及药物作用规律的具体方法，就像发现分布在人之体表的穴位，并以池、谷、丘、陵、溪、渠、溜、海喻山水，以风、云、日、月、星喻天象，以门、户、枢、阙、室、都、冲、会、道喻居地，以鱼、鸠、兔、竹喻喜居，以椎、曲、廉、辅喻形体，以精、神、气、血、香、明喻功能等取象比类的方法为那些穴位命名，用以隐喻其"内属藏府，外络肢节"的功能，可谓"名不徒设，皆有深意"。由此看来，中医药学的取象比类并非简单类比，真是不可以不予深究。

重读《易经》和《黄帝内经》，触摸到取象比类思想及方法中的某些精要之处，不仅激起了学生时代学习它时的一些记忆，也使我联想到了数学中的化归方法。匈牙利著名数学家路沙·彼得曾用烧水时对煤气灶、水龙头、水壶和火柴四种必要器件的不同操作方法作故事形象地比拟出了数学化归思想的真谛，就像在会求解矩形面积的条件下也就知道了如何求解平行四边形、三角形和其他多边形面积，也就像将 f_n 变形为 $(n+1)(n+2)(n+3)+6$，化归思想和方法无疑是每一个数学家在解决数学问题时极为常用的一种基本的或经典的方法，也是数学理论和方法得以不断发展的基本思想动力及源泉。在数学发展的历史和经验中，关系映射反演和关系结构系统大约能够概括数学家们在解决实际数学问题，以及发现和创造新的数学关系及定律过程中常用的思维技巧和方法，而关系映射反演和关系结构系统无疑就已经包含了丰富的取象比类思想和逻辑，充分地展示了数学之美及数学的工具和文化品格。

由取象比类延伸至数学的化归思想及方法，是一个大胆而有意义的学科横跨和时间超越，这不仅为我们今天回眸古典的取象比类提供了一个新的视野,以便能看到原来从中难以看到的其特有的内生属性和外在轮廓,也为我们重新研究取象比类指引出了一个非同以往的独特方向,从而使两者在其交叉的边界重新得到诠释和升华,更让我们找到一个将数学更深地引入生命研究的思维和技术路径,而这,无疑将改变我们对生命运动的许多看法。

（冯前进）

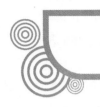

天人相应

在大学时期，我通过很多课程和书籍，包括新编的《中医基础理论》，更包括传统中医药学的经典著作《黄帝内经》和《伤寒论》等，分别从基础理论和临证应用的角度学到了天人相应。自那时候起，天人相应的概念就深深地印在我的脑海里。记得那时自己对天人相应是"情有独钟"的，不仅有韦编三绝的精神，且曾写出过一些浅浅的学习体会和感悟，虽然历久，然却难以忘怀！这次又记忆起来，是缘于一次在新西兰梅西大学举办的有关中药农业国际化发展的国际学术研讨会。会间，中外学者十分有兴趣地谈到了新西兰毛利医学有关人与自然的思想和植物药的应用及其与经典中医药学关于天人相应理论的相互联系，这唤醒了自己平素对天人相应学习的记忆，也激起了对天人相应的重新思索和遐想，并且想就此再说些什么。

在我的记忆中，每每学到天人相应，心中总是会充满对宇宙和无限时空的深深眷恋及向往，脑际也常会梦幻般地漂浮出人如沧海一粟般地在宇宙之间而立而行的映像，还会情不自禁地在某个夜晚孤身去遥看天空的景象，以沉静地去享受那种只有心存志远方可感受的与天地时空的神会之美。在新西兰的那一天，同样如此！

新西兰的天很纯净。那天夜晚，我站在宾馆的窗户前，思考着在白天的研讨会上来自新西兰梅西大学和中国的先见学者的精辟演讲。透过窗户可以望见悬挂在天空中那一轮皎洁的银月和无数的金星，月亮用她诱人的微笑，将银光轻柔地洒下来，沐浴着大地上那许多悄然入睡的树木花草，就似乎也有同样轻柔的银光从那些生命体中投射出来，并映在你的心田里，繁星的闪烁好似一双双美丽眼睛的眨动，拨动着你的心弦，使其间的韵律好像也同步了起来，那真是一种天人混沌，只有用心方可感悟的独特情景！在天人之间究竟发生了和正在发生着什么？我沉浸在这般情景中，并使劲地想从思索中挖出点有关这一问题的"真谛"或"密码"来。

在我学习和研究中医学的生涯中，像这样的情景交融已经记不清究竟有多少回了，只是随着所想所学的多了、久了，就越觉得这个"真谛"或"密码"应该是存在于中国古典哲学的天人合一智慧和经典中医药学的天人相应理论及其与一些现代自然科学前沿学科的交叉领域中，并且是要在这一领域中修远而求索的。

在中国，有关天人合一的思想起源于春秋战国的庄子，后经西汉时代的董仲舒以及宋明理学家们的不断阐释、发挥而逐步形成。之后，天人合一不仅是作为一种哲学知识和学说，而且似乎更逐步地成为凝注在国人心中的一个基本信念。皇帝教化臣民尊认自己为"天子"，告诉臣民自己做的每一个决定都是"奉天承运"，甚至历代有不少改朝换代者都要弄出点像"鱼腹丹书"或"篝火狐鸣"的"神话"来以示"天意"，臣民也自然因"天意"而敬畏遵从，并内生出"依天命"的性格，天人合一思想自古以来就成了构筑和稳固中国封建社会及政治体制的思想"软件"和"工具"。如此说来，在中国古典哲学、科学及文化发展的历史上，无论是皇帝还是御用文人，都一直关注和致力于将天人合一文化基因翻译表达为天意赋权的社会治理体制，并潜移默化地培养了国人"依天命"的社会意识及行为方式，却忽视甚至丢失了其意蕴广远的科学要义。当今天重新温故天人合一思想的时候，我的心头不禁对此感到几分的无奈和丝丝的悲凉！

论及天人合一的科学意义，应该说经典中医药学是在古代中国系统地将天人合一的文化基因翻译表达为科学的学科。大凡读过中医药学的人都知道，经典中医药学不仅将天人合一思想完美地阐释并发挥于医学之中，甚至使天人合一思想成了其理论体系的"一块基石"。在经典中医药学看来，人之所以与天合一，是因为人体的生命运动与天地日月的运动"相参""相应"的缘故，详尽地阐释了天人之所以合一的机制和缘由。由此，经典中医药学将人置于天地之间，建立了系统的天人相应理论，并用天人相应和取象思维的方法观察和认识人体，从而发现了一个与西方医学基于解剖学观察所认识到的完全不同的人体，并在这一"基石"上构建起了整个经典中医药学。

照此，"人生于地，悬命于天""人以天地之气生，四时之法成"，所以人与天同构、同律、同象和同数。同构是说天人具有相同或相类的结构，人体及其所有生命体的结构原本只不过是宇宙结构的映射，就如《灵枢·邪客》篇中岐伯向黄帝讲述人身应天地以至人身小天地那样。同律是说人体生命运动是有节律的,且这种节律与天地的运行节律相同步,就如"脏气法时""顺气一日分为四时""身形应九野"之类。与此同时,经典中医药学还发明了用以诊断天人同律状态的"五运六气"编码及算法。同数是说人体生命运动与天体的运行遵循相同或相似的数量关系,就如五脏之气脉有常数、五脏六腑应天道之数以及一万三千五百息,五十营气脉之数等,皆是人体生命运行"法于阴阳""和于术数"的例子。同象是说天人具有相同或相似的那些因"天精地形气通于人"而有的,虽居于内,却可见于外的"阴阳应象"。于是,由天人同构、同律、同数和同象,就构成了"高下相召,升降相因,而变作矣"的天人相互作用系统和网络,而这种相互作用及网络运行的动力则是流行于天人之间的统一的气。人是什么?人居于天地气交之中,"天枢之上,天气主之,天枢之下,地气主之,气交之分,人气从之",人即天地合气之体,气合而形神具则生长壮老,万物由之而生化收藏,"玄冥幽微,变化难极",其中的微旨要义给今人留下了巨大的想象和研究空间。

重新忆起、学习并归纳经典中医药学的天人相应学说,常常让我联想和努力去搜索当今生命科学和天体科学的一些最新研究,并力图在脑海中将它们联系起来,其中有一些研究显得是如此的引人入胜。

20世纪晚期诞生的时间生物学研究使现代生物学家认识到生命运动节律与天体运行节律同步的重要性,并正在逐步揭示其同步或失同步的生物学机制及其病理学意义。几年前,哈佛大学的天文学家与医学家合作,采用医学核磁共振成像处理软件分析天文数据居然获得了令人意外的结果,由此他们推测人体的组织细胞结构与宇宙的星云结构是相似的,甚至还提出了"Astronomical Medicine"的新概念。无独有偶,另有一项来自西方的研究清晰地表明,小鼠的脑细胞与宇宙星系有着极其相似的形态。更为不可思议的是,据来自英国《每日电讯》的报道,美国密西根的一名计算机程序员约翰·尼尔森利把美国宇航局"蓝色星球下一代"项目中一年十二个月内地球表面季节变化的卫星图像拼接起来形成 GIF 动画,并从中惊奇地发现了这些季节变化显示出与人的呼吸和心跳一致的节律。地球居然具有像人一样的"呼吸"和"心跳",这真是一个令人目瞪口呆和难以置信的结果,然更为令人吃惊的是,这些处在生物科学前沿的研究和现象与经典中医药学天人相应理论之间日益呈现出来的相似性。

　　天人之间究竟发生了和正在发生着什么？多少年来，这一问题一直萦绕在我的心里，尽管也做过一些粗浅的研究，例如基于实验研究提出的关于在生命体和天体之间存在的光 –melatonin 生物信号转导周期网络的假说，但我觉得这一问题的"真谛"和"密码"是隐藏在这一相似性之中，且最终是要从其中去寻找的。

（冯前进）

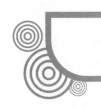

医 相 相 通

古代中国无疑是一个诗的国度,创作了许多至今读来都会令人感悟和感动的诗词,也涌现出了许多绝代的诗词大家,就连写出来的科学文章,例如中医药学,也充满了诗性,上至皇帝,下至大臣官吏作文讲话,也常常会引诗据典。考取仕途,需要作诗以秀才,而又有许多仕途失意者走上了创作诗词的道路。显然,重情感的诗性意识在中国的传统文化结构中无疑占有非常重要的地位,而正是这样的文化基因,无论是古中国人或现代中国人的心里,都在诗与仕之间塑造出了一种奇妙的联系。

可是,只要细心观察就会发现,在中国从古至今的历史上,除了诗,与此相伴的另一个非常普遍的现象是医与相的密切关联,和诗与仕一样,医相相通也同样是中国传统文化结构中一个颇具基本性的基因。这一文化基因深深地表达在中国历代许多政治家和医学家的思想中,成为他们治国和行医之道中一个很深的印迹,并且造就出了一大批儒士良医,留下了许多医相相通的历史故事。

在中国的历史上,官位至高,仕途险多,成功者寥寥,于是为医就成为儒士们实现理想的另一个选择,甚至"舍夫良医,则未之有也"。这些儒医因有为官的秀才,又饱读医学经典,所以通晓诸子百家,懂得人文关怀,心怀天下,悬壶济世,钻研医理,著书立说,颇有成就。

东汉末年,张仲景亲历政治黑暗和瘟疫流行带给民众的疾苦,立志济世救人,于是潜心钻研,悬壶行医,并著《伤寒杂病论》十六卷,此书被名医华佗惊称为"活人之书",为历代名医成长的必读经典。然张仲景不只是一位名医大家,同时也曾官至长沙太守,在任期间,广施良政,深受当地百姓爱戴。因其具有从仕和悬壶的双重经历,所以"进则救世,退则救民,不能为良相,亦当为良医"成为他济世救人理想的一个生动写照。

北宋时期,公元989年,范仲淹的父亲范墉率兵对正定城内隆兴寺千手千眼观音菩萨及大悲阁进行修缮,当年七月十五日,范墉将怀孕的谢氏接来跪在观音菩萨像前问卜,希望将要出生的儿子能成为未来当朝的宰相,并对佛说,如不能为相治国,就做个良医为民疗痛,"不为良相,则为良医"成为范仲淹的父亲对范仲淹的一个人生希冀。后来,范仲淹曾这样表达自己的人生理想:

古人说,"常善用人,故无弃人,常善用物,故无弃物"。有才学的大丈夫,固然期望能辅佐明君治理国家,造福天下,哪怕有一个百姓未能受惠,也好像自己把他推入沟中一样,要普济万民,只有宰相能做到。现在签词说我当不了宰相,要实现利泽万民的心愿,莫过于当良医。如果真成为技艺高超的好医生,上可以疗君亲之疾,下可以救贫贱之厄,中能保身长全,身在民间而依旧能利泽苍生的,除了良医,再也没有别的了。

范仲淹一生从政四十年,在政治、思想、军事和文学等领域均取得了很高的成就,无论对那时还是后世的中国都产生了很大的影响。

清代道光年间,徽州婺源有一名医汪启时名著当时,婺源知县朱元理为当时名儒,崇文尚义,因对汪启时的医德医术深为赞赏,故曾赠送给他一块牌匾,牌匾上写有"功同良相"四个大字,并有关于医相关系的精辟阐述,谓"士不能为良相也,须为良医,盖良相燮理阴阳,良医赞成仁寿,其道一也……县之业医者,其知医诚精以济人,则与良相岂有异哉?"一块牌匾,表达了儒士与良医之间那种可以感受的"心有灵犀"。

除了医家和政治家的思想及许多历史故事,医相相通的文化基因还特别地表达于中医药学理论中,成为阐释医理的比象工具和教诲后世医家治病救人的道理。

《黄帝内经》中有一篇专门论述五脏六腑功能的《灵兰秘典论》,也许是因为想告诉后学者了解脏腑功能的重要性,所以不仅称其篇名为"秘典",且还冠以"灵兰",读起来很有几分令人因神秘而想象和欲求的冲动。篇中岐伯分别以君主、相傅、将军、中正、臣使、仓廪、传道、受盛、作强、决渎和州都十二官位类比脏腑的功能,由此说明"以此养生"和"以为天下"之间的相通,说明从医和治国有着一样的"至道在微"的无穷变化及其"恍惚之数,生于毫厘,毫厘之数,起于度量,千之万之,可以益大,推之大之,其形乃制"的变化特征。

中医药学用药讲究配伍,因而形成了方剂的学问,这大概是中医药学有别于西方医学和药学的一大特点,也是药物科学现代发展逐步显现出来的一个科学回归点。对于方剂中药物群的使用,方剂学常用"君、臣、佐、使"形象地加以归类，并借以隐喻每一味或每一组药在方剂中所发挥的难以相互替代的作用，甚至有西方学者干脆将"君、臣、佐、使"直译为 King、Minister、Assistant 和 Ambassador，不仅形象，而且"官味"更加十足。

对于遣方用药，中医学前师对后学者一直有"用药如用兵"的教导。清代名医徐大椿在《医学源流论》中曾这样论述"用药如用兵"的思想，"圣人之所以全民生也，五谷为养，五果为助，五畜为益，五菜为充。而毒药则以之攻邪，故虽甘草、人参，误用致害，皆毒药之类也。古人好服食者，必生奇疾，犹之好战胜者，必有奇殃。是故兵之设也以除暴，不得已而后兴；药之设也以攻疾，亦不得已而后用，其道同也。故病之为患也，小则耗精，大则伤命，隐然一敌国也。以草木偏性，攻脏腑之偏胜，必能知彼知己，多方以制之，而后无丧身殒命之忧。是故传经之邪，而先夺其未至，则所以断敌之要道也，横暴之疾，而急保其未病，则所以守我之岩疆也。挟宿食而病者，先除其食，则敌之资粮已焚，合旧疾而发者，必防其并，则敌之内应既绝。辨经络而无泛用之药，此之谓向导之师，因寒热而有反用之方，此之谓行间之术。一病而分治之，则用寡可以胜众，使前后不相救，而势自衰，数病而合治之，则并力捣其中坚，使离散无所统，而众悉溃。病方进，则不治其太甚，固守元气，所以老其师；病方衰，则必穷其所之，更益精锐，所以捣其穴"。一气读来，生动之至，颇有一番临战用兵的感觉。

以上所例，虽简，却大致是中国人医相相通思想的一个轮廓。从中可见，在中医学理论中，治国之道犹治病，治病之道犹治国，两者理法是尽然相通的。医相相通既是铭刻在中国人骨子里的文化基因，也是他们了解国道和医理、学习济世和救人的一种认知方法，由此让我联想到了仿生学。据说，仿生学是20世纪60年代初由美国学者斯蒂尔提出来的。当时，斯蒂尔认识到许多物理实体都具有像生命一样的运动方式，于是他由拉丁文"bios"和字尾"nic"构成了一个新的词汇"bionics"，从此开辟出了仿生学的研究方向。自那以来，仿生学得到了快速发展。仿苍蝇楫翅研制的振动陀螺仪，根据蝙蝠的活动特性仿制的雷达以及按照萤火虫的发光机制仿制的人工冷光等都是仿生学思想实现的例子。对照起来，医相相通何尝不也是一个仿生学的例子呢！

这个例子告诉我们，医与相、人体与国家之间既然有如此多的相似相通，那么，我们为何不能借助于古人的智慧，按照人体运动的结构及其调控机制设计国家和社会的结构及制度，并管理国家和社会的运行呢？正所谓"善治病者,必先辨其血脉之虚实,证因之异同,明其病之所由生,然后投之以方,施之以术,则病可愈而寿可长也！善治国者,必先察其民情之喜苦,人心之向背,知其弊之所由起,然后投之以禁,立之以法,则弊可去而国可安也！"而这正是我们提出仿生社会管理学的一个理由,也是其要研究的内容。

原来,从医相相通到仿生管理学只是在一念之间,这其中包含了许多也许是我们从未思考过的问题,这是中华优秀传统文化和中医药学能够为人类做出的另一种贡献。

（冯前进）

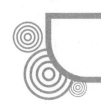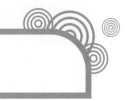

肝 胆 相 照

我们经常用"肝胆相照"比喻真心诚意、以真心相见、互相坦诚交往共事。肝胆真的能"相照"吗？

且从字义看起，汉语"肝"字为形声字，从肉，从干。"肉"指"人身"，"干"本指盾牌。"肉"与"干"联合起来表示"人体中的盾牌"。说明肝是人体中具有防护自卫功能的脏器。"胆"，从肉，从詹。"詹"指不断说话。胆，奇恒之腑，与肝相连，主要功能为贮存和排泄胆汁，参与消化。

肝位于人体腹部，在右侧横膈膜之下，位于胆囊之前端、右边肾脏的前方、胃的上方。胆位于肝右叶下面的胆囊窝内，其上面借结缔组织与肝结合，下面游离由腹膜覆被，并与十二指肠上曲和结肠右曲相接触。首先在结构上，胆为连肝之府，有经脉与肝的经脉相互络属，构成表里关系。

那么，肝胆是如何"相照"的呢？

《素问·灵兰秘典论》云："肝者，将军之官，谋虑出焉。胆者，中正之官，决断出焉。"王冰注："勇而能断，故曰将军；潜发未萌，故谋虑出焉。""刚正果决，故官为中正；直而不疑，故决断出焉。"将军不仅要能打仗，而且必须有谋略，能够运筹帷幄。谋虑，即思维筹划、比较鉴别、分析推理等的思维过程，但对上述思维过程做出行动，付诸实施，还要通过胆气的决断，需要阳刚之气来决定。

胆为中正之官，处事不偏不倚，刚正果决。胆主决断，是指胆有判断事物做出决定措施的功能。"胆附于肝，相为表里，肝气虽强，非胆不断，肝胆相济，勇敢乃成。"（《类经·藏象类》）因此，胆气壮实，决断无差，使人行为果敢而正确。胆气虚馁，则虽善谋虑，而不能决断，事终难成。

故肝主谋，胆主决，谋虑为阴，决断属阳，肝胆相照，勇敢乃成。换言之，谋虑出于肝，决断出于胆，故胆决才能肝谋。

肝脏是人体内脏里最大的器官。它的主要功能是分泌胆汁，储藏糖原，调节蛋白质、脂肪和碳水化合物的新陈代谢等。它就像我们人体的一个化工厂，掌管着人体大部分的新陈代谢和有毒物质的转化。因为它一直担负着人体的解毒工作,常年和"毒素"打交道,也让它成为最容易受伤的人体脏器。

　　肝脏还是个名副其实的"傻大个",其性情憨厚,只知干活不知累,是人体唯一没有痛觉神经的器官,无论累成什么样,从不呻吟,从不叫苦,也从不知痛,所以人们经常忽略它的健康状况,这就是很多肝病一旦发现就是晚期的主要原因。

　　"肝将军"统帅身体各部门的运作,储藏血液,调畅气机,推动血液和津液运行。人的聪明才智能否最大程度发挥,全看肝气足不足。如果肝气很足的话,人就反应敏捷,显得很聪明。"肝将军"运筹帷幄的功能,相当于肝的藏血功能。而"谋略出焉",指的就是把肝气养足了才能够出谋略。如果肝气不舒畅、郁结,就会影响人的情志,不仅感到胸胁烦闷,而且容易生气,终日郁郁寡欢,影响对问题的正确判断;全身气血因肝气郁结也会导致循行不畅,久而久之引起各种疾病。曹雪芹《红楼梦》中的林黛玉就是肝气郁结型患者的典型艺术形象。

　　与肝相比,胆就精明许多,它一方面贮藏并排泄胆汁,参与六腑传化浊物,另一方面帮助"肝将军"拍板子。但胆与其他腑不同的是,它贮藏的胆汁为精汁,不容纳水谷糟粕,故胆又属奇恒之腑。

　　胆主决断的功能是与肝主谋虑的功能相关联的。胆的决断也反映了人体正气的盛衰,只有正气强盛、内气充实的人,才能"胆气壮",才能主决断而有果敢行为,故民间称做事果断有魄力的人为"有胆气"。胆气的壮与弱,标志着人体正气的盛与衰,也标志着人体抗邪能力的强与弱。人有决断和果敢,其生理功能就处于旺盛状态;如果决断不出,其生理功能就处于平静或低下状态。临证时,对谋虑不决者,常见肝胆同病之证,故施以肝胆同治之法。

　　肝与胆脏腑相连,经络表里,共同调畅情志,共同影响精神情志及思维意识,共同对调节和控制气血的正常运行、维持脏腑相互之间的协调关系起着重要作用。我们经常说的"披肝沥胆,同舟共济"也是肝胆关系的真实写照。

(刘润兰)

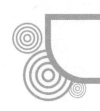

水灵的生命

对于生命来说再没有比水更重要和更具基本性的物质了！无论是生命的起源，还是生命的维持、生长和进化都离不开水。在人类探索宇宙的历史上，美国好奇号探测器登上火星展开寻找外星球生命之旅，也是将有无水存在作为有无生命或曾有过生命存在的证据和标志。

生命在地球上起源、生存和进化，因此，生命按照一种"自组织、自相关、自适应"的协同性机制，在其从地球上起源、生存和进化乃至系统发生的历程中，将地球结构和功能的许多信息"相应印迹"于作为生命"共信息池"的基因组中，然后利用基因转录和翻译机制表达在生命的运动及结构里，并通过美妙的两性生殖细胞发育、结合和后续的胚胎发育过程，按照随机的统计生物学机制完整地遗传给自己的后代。于是，我们每一个个体的生命结构便获得了许许多多与地球相似的构型，其运动也获得了与地球运动相应的形式和规律，中医药学将这一现象及其形成机制总结为"天人相应"理论，就如《黄帝内经》中黄帝问于伯高"愿闻人之肢节以应天地奈何？"之论，而水也正是如此。地球约四分之三的区域是海洋，是一个很"水灵"的天体，而人体中也同样包含了与其大约是相同比例的水，并且都饱含盐分，构成了一个"生命之海"，同样是一个很"水灵"的生命体。因此说，水无疑也应该是人体与地球相似相应的一个映照或标记。

因为水对于生命的不可或缺，故自有医学以来，水就一直是生物科学和医学研究的对象，这无论是在源于西方的现代医学中，还是在源于中国的传统中医药学中都是一样的。然中西医之间认识水的方法以及所建立的关于水的生理学和病理学理论所具有的差异却为我们今天认识水与生命的关系提供了许多另类的想象空间和认识视角，其中那些未知或悬而未决的东西也许是需要用"第三只眼"去观察和以"第六感官"加以感悟的！

根据现代生物医学的研究，水以自由和结合两种方式存在于机体中。自由水作为溶液溶解了太多太多的生命物质，形成具有特殊物理化学性质和生物学功能的生物胶体体液,例如组织液、血液、泪液、脑脊髓液、尿液、汗液、关节腔液等,由此我们知道了血容量、血液流变、水电解质平衡、渗透压、体液和血液的 pH 值等与体内自由水有关的许多生命参数,也了解到机体用于调节这些生命参数的神经－内分泌系统,还知道当这些参数发生改变时所出现的那些慢性的或急性的病理学现象。特别地,由自由水构成的体液系统还是机体不同细胞、组织和器官之间建立化学通讯的唯一介质。水分子的氢键与蛋白质等生物大分子的亲水基团以及一些生命活动必需的无机元素结合就形成结合水,与水分子"加盟"是这些分子之所以具有和正常发挥生物学功能并进行能量传递的结构基础,所以在生物化学的研究中,蛋白质疏水性的测定已经成了一个探测蛋白质表面性质、结构与构象以及蛋白质间相互作用的常用指征。很显然,伴随着分子网络,水在我们的身体中也就形成了一个看不见的"水库"。说来也许会令人吃惊,仔细比较一下,机体内由自由水构成的体液系统和结合于分子上的结合水系统多少都与地球的海洋及淡水体系相通。关于水对于生命的重要性,美国科学家克列格最近在一种小海虾上完成的一项实验表明,随着水与生物分子结合程度的不同,小海虾能够神奇般地呈现出无代谢、限制性代谢和正常代谢三个阶段的变化。除了采用科学研究的方法,我们的身体随着年龄的增长逐步失去水灵的美丽和活力则是人们关于水对于生命的重要性的一个最直观体验,这也使人产生假如有方法留住水分就能够延缓生命匆匆之步的联想。

与现代医学利用还原论的分析方法不尽相同,中医药学用系统论的具象思维方法,将体内的水、胃受纳的水谷和由水谷化生的气血联系在一起,按照水在机体内的性质、分布和功能将其高度聚类性地、主成分性地和概略性地分为津、液、血、阴四种存在形式,并详尽地阐述了其生成、输布和功能以及它们在不同病因影响下而形成的各种病理性障碍,就如饮入于胃,游溢精气,上输于脾,脾气散精,上归于肺,通调水道,下输膀胱,水精四布,五经并行;中焦出气如露,上注溪谷,而渗孙脉,津液和调,变化而赤为血;清者为津,以润脏腑、肌肉、脉络,使气血得以周行通利而不滞,淖而极厚,留而不行者为液,津液五别,各有顺逆,各走其道;和合而为膏者,内渗入于骨空,补益脑髓,而下流于阴股;藏于骨节筋会之间,以利屈伸;无此则槁涩不行矣;等等。水在体内化生传变,流动不息,颇有与地球上的海洋运动和功能相像之势,俨然类画,带给人许多生动的感悟和联想。不仅如此,中医药学还研究并总结出了一套用于识别水在体内化生输布状态的辨证施治方法,利用这一方法,一个有经验的医生

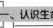

常常能够准确地辨识出体内津、液、血、阴的数量多寡、所处部位、输布情况以及它们之间的相互关系,并处以有效方药加以调节。

水可能是世界上组成和结构最为简单的分子之一,然水对于地球和人体所呈现的相似性和极端重要性及其在中西医之间具有的理论差异,表明其必定有某些独特的,我们还不甚知晓的性质。

据说早在 1987 年,法国科学家杰克·班伯尼致力于寻找和揭示水的这种性质,发现了水有某种"记忆"能力,但并未得到科学界的公认。至 2001 年,日本学者江本胜公布了他多年来对水结晶的研究结果,说水似乎"能听,能看",能感受不同环境和人的不同情感信息,这无疑是一个令人好奇的研究!我虽然难以对这一研究进行评论,但我从现代生物医学历经数百年、传统中医药学历经数千年对水与生命相关的研究中,知道我们人体所有生命细胞都是"漂浮"在"生命之海"中的,因而水必定携载着细胞生命活动的某些重要信息。也许在不远的将来,科学家们能在中西医关于水与生命的差异和统一的研究中,找到这些似乎是科学家遗忘的信息,创造出基于水状态检测的诊断和预防疾病的新方法。

这就是写这篇小文时跳跃在内心的一个期望!

(冯前进)

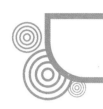
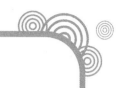

药 食 同 源

数起来，人这一生有些东西是可有可无的，但有许多东西却是不能缺少的，有的是基于生理的需要，而有的却是为了填充心中的期望，这其中就包括了药物和食物。

在一般人的观念中，甚至在传统科学的范畴里，药物和食物是完全不同并被严格分开的两类物质，可在中医药学的理论和实践中，它们却具有高度的同源性。这很有趣！

药食同源的概念最早源于"神农尝百草"的实践，那时候，"神农尝百草之滋味，水泉之甘苦，令民知所避就"，既表达出了药食的同源性，也显示了药食之间的区别。甚至在《黄帝内经太素》里，干脆认为食物即药物，药物亦即食物，只不过"空腹食之为食物，患者食之为药物"罢了。

基于药食同源的思想，古代医药学家不仅发现或发明了食物兼具的药性，将许多药物广泛用于日常饮食之中，还发明了"药膳"这样的形式用于疾病的治疗和养生。在中国人认识和发明药物及食物的历史上，酒和麦曲可能是他们最早就既作为食物也作为药物使用的物质。大约公元前 2205—2198 年，仪狄就开始造酒。从殷墟发掘出来的青铜器，大多为酒器，日常饮酒，祭祀用酒，治病也用酒，甚至繁体汉字"醫"中就已经包含了酒的语义。因为酿酒要用曲，所以酒和曲是分不开的。史载公元前 59 年，古中国人就用麦曲治胃病，后来逐步发现用治消化不良有神效，故命名神曲，成为一味常用的中药。传说在远古时期，伊尹就"佐汤伐桀，放太甲于桐宫，悯生民之疾苦，作汤液本草，明寒热温凉之性，苦辛甘咸淡之味，轻清重浊，阴阳升降，走十二经络表里之宜"，并作《汤液论》。至今，汤液仍然是中国人餐饮和服用中药的一种常用形态。《吕氏春秋·本味篇》曾引伊尹和商汤的谈话，其中就有"阳朴之姜，招摇之桂"的说法。姜桂既是从古至今中国人肴馔中的调味品，也是常用的药物。仲景名方"桂枝汤"中的药同时又是厨房里常用的调味品，所以有学者说桂枝汤乃为源于饮食烹调的最古老和最经典的方剂之一。更有甚者，因为认识到药物和食物对健康的同等重要性，所以，远在周朝的时候，宫廷内还设置了食医和食官以专司饮食调制，以便"齐者调和其味，使多寡厚薄，各适其节"。《周礼·天官》中关于"医师上士二人，下士二人，府二人，史二人，徒二十人，掌医之政令，聚毒药以供医事。食医，中士二人，掌和王之六食、六饮、六膳、百羞、百酱、八珍之齐"的记载正是药食同源思想体现于当时政体中的写照。

经过了长期药食同源和药食两用实践的历练，古代医药学家基于食物性味与脏腑之性间的"气味相合、相和"逐步建立起了完整的食养和食疗理论体系，这与有关药之性味、功用的理论是完全相通的。

在中国古代的科技发展历史上，许多关于食物或医药的经典著作中都有食性和药性相通、食物和药物兼用的记述。早在《黄帝内经》中就阐述了利用食物治病的优势，所谓"大毒治病，十去其六，常毒治病，十去其七，小毒治病，十去其八，无毒治病，十去其九"，并且指出人的膳食应以"五谷为养，五果为助，五畜为益，五菜为充，气味合而服之"又"无使过之"，这样方可"食养尽之""以补精益气"；《周礼·天官》有专门论述"以五味、五谷、五药养其病"的《疾医》篇；《山海经》记载药品一百余种，其中就有不少是食物；《食经》中设《食方》一卷；《千金要方》中存《食治》专篇；《汉书·艺文志》载经方共十一家，也多有食疗的内容；湖南马王堆出土的《五十二病方》载药品 247 种，病 50 余种，其中谷类、菜类、果类、禽类、兽类、鱼类等食物就计 61 种，对半数疾病也均记有"以食养之"或"以食疗之"的方法；医圣经典《伤寒论》和《金匮要略》也有不少采用食物治病的案例。此外，还有许多论述食物药性功用，将食物作为药用的专门著作，如《食疗本草》《饮膳正要》和《食医心鉴》等。

中医药学不仅在世界上首先发现并记述了食物的药性及功用，也特别强调了采用食物疗疾在整个疾病治疗过程中的首要性。孙思邈在《备急千金要方·食治·序论》中曾这样论述使用食物疗疾和药物治病的关系，"不知食宜者，不足以存生也，不明药忌者，不能以除病也。是故食能排邪而安脏腑，悦神爽志以资血气。若能用食平疴，释情遣疾者，可谓良工。长年饵老之奇法，极养生之术也。夫为医者，当须先洞晓病源，知其所犯，以食治之，食疗不愈，然后命药"，真是精要之至！

与中医药学的药食同源思想和理论以及将食物和药物完美地融合起来不同，在西方过去的年代里，食物对于生命的意义靠营养科学加以说明，而药物的作用则靠药物科学予以研究,两者分道走过了相当长的时间。营养学从 20 世纪初发现碳水化合物开始诞生起,包含在"nutrition"中的意义仅仅是"the organic process of nourishing or being nourished""the processes by which an organism assimilates food and uses it for growth and maintenance"或"a source of materials to nourish the body",只是到了 20 世纪中后叶,西方的科学家才开始重新认识和理解营养及营养学,并把营养学和医学及药物学结合起来。自那时候起,为了解决消化道外科术后患者的进食问题,从胃肠外营养的临床实践中逐步孕育出了临床营养学,成为营养学一个新的研究方向。美国参议院于 1975 年成立"营养问题特别委员会",并发布《营养与人类必需物质报告书》,明确指出营养代谢机制对于许多慢性疾病发生和发展的病理生理学意义,提出了"分子矫正医学"(Ortho Molecular Medicine)的概念,继之制定"营养医学研究与教育法案"和"营养医学研究计划",创立"营养医学委员会",进行营养医学补充品的查核与认可。与此同时,西方的营养学家将"nutrition"和"pharmaceutical"结合起来,创造出新的词汇"nutraceutical"(营养学)和"nutrition pharmacology"(营养药理学),从而赋予了食物或食物某一部分预防与治疗疾病的作用和意义。之后,一系列将营养学与医学或药物学结合在一起的研究和新的概念随之潮涌般地产生出来,例如 nutritional genomics、nutragenomics、nutraceutical gene therapy 和 molecula nutriology 等,甚至在美国政府颁布的各种卫生法案中,"food"也更多地被"nutrition supplement"所取代。曾两次荣获诺贝尔奖的世界著名量子化学家莱纳斯·卡尔·鲍林在进行营养学的研究中也预言说,营养学将与医学相融合,"如果现在的医生不能成为营养师,那么营养师将成为将来的医生"。可见,自 20 世纪中叶以来,源自西方的营养科学的发展出现了一个转向的"拐点",似乎开始走上了与中医药学药食同源思想和理论完全或近乎一致的哲学和科学路径。

现代营养科学与古老的药食同源思想和理论在各自发展的历史长河中"相撞",这是一种足以令人惊奇的现象,然惊奇之余沉下心来的研究却发现,之所以如此,那完全是由原本在食物、中药和人(动物)之间存在的一种关于生命的进化生态学机制所决定的,只不过是中医药学以自己特有的思维方式和描述方式在很早的时候就发现并描述了它,而营养科学却在还原论的思维框架中走过了很长的路之后才重新发现并试图用一种另外的方式去描述它,而且与中医药学逐步并肩走上了"殊途同归"的道路罢了。

　　这无疑是一种奇特的"学科碰撞"。"学科碰撞"常常会裂变出许多交叉和从未有过的思想。之前，我们提出了生态营养学或分子生态营养学以及生态药理或分子生态药理学的概念，这正是根据中医药学药食同源的思想和理论开辟出来的极具创新和挑战意义的研究方向和领域。

（冯前进）

二、疾病与治疗

　　人究竟为何会发生疾病？又究竟该怎样预防和治疗疾病？

　　对此，经典中医药学与现代生物医学有着不尽相同的理论和方法，但如果我们不仅采用科技与艺术融合的思维与方法认识生命，也同时去探究这两个攸关人类健康的问题，那么，我们就会在一个关于生命与宇宙统一的理论上洞察出隐含在其间的一致性，而由此无疑会使科学家们从中挖掘出疾病发生的真谛，并创造出预防和治疗疾病的更有效的方法。

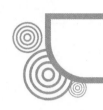

重 说 六 淫

　　"因果论"是一个高度抽象和概括的哲学思想,表述了宇宙万物运动变化的一个总的铁性定律和法则,几乎全部的自然科学和社会科学理论都生动地体现了这样的思想,并遵守这样的定律和法则。在物质(或事物)的宏观运动中,我们很容易观察并体会到其中因果的相对和相互关系,即便是物质的微观运动,物理学家波姆也对"EPR佯谬"(爱因斯坦－波多尔斯基－罗森佯谬)做出了"量子势因果解释",甚至在宗教教义里还将这一定律和法则转换为一条告诫人们行善勿恶的"因果报应"戒律。因而,万事求其因成了人们希望认知和把控事物的一个重要方法和路径。明了事物发生变化的原因,就如同有了一把打开锁子的钥匙,医学自然也是如此。寻找和发现关于疾病发生的原因,并阐明病因的致病性及其规律,一直是全部医学科学中非常具有基础性的分支研究,像流行病学、微生物学以及随着社会心理医学模式的形成出现的心理医学和社会医学等都是与病因研究有关的学科。然而问题与挑战是,在很多时候,医学家们并非都能在寻找和认识疾病病因的努力中如愿以偿。

　　中医药学关于病因学的理论和方法是很独特的,它不像现代生物医学把各种已经了解的或希望了解的致病因素切割得那样细小,而是用一种高度具象概括的方法将疾病的病因分为有限的几种,就像外感如六淫、内伤如七情之类。对于如何识别和确认疾病发生的原因,中医药学发现了病与病因之间存在的因果关联,创造了"辨证求因"的独特方法。在现代生物医学里,虽然早就有了许多疾病的分类、定义和诊断方法,但其病因却至今不甚知晓,而在中医药学中,有其证,必有因,病因原本就是构成证的一个要素,在中医药学的辨证论治理论及方法中,完全没有不知道病因的证。对此,仁智相见,学界争论颇多。有学者说这为现代生物医学探究病因的研究提供了一种可借鉴的思维方式及技术路径,然也有一些学者认为如此"粗犷"的学说无非只是经验之谈,难以说是一种被发现了的实在规律。无论是对这些不休的争论,还是对中医病因学理论本身,我们这里不做是也、非也的评论,因为我想这就像物理学把牛顿力学置于物质的微观运动中和将量子力学置于物质的宏观运动中，或者数学在不同坐标中对相同的运动却可运算出不同的方程那样遇到的一点"尴尬"和"困惑"而已。在生物医学中，如果按照还原论下的医学观，这些非议似乎是也，但如若遵循系统论的思想，则会得出这些非议需要商榷的想法。实际上，我们看到，随着分子组学理论及技术的发展，对于愈分愈细的海量生命数据，系统和网络生物医学同样发明并广泛利用了许多像 compendium（概略）、聚类、主因子和归一化等的研究方法，这与中医药学的思维模式和方法无疑有很多的类似与相容。有鉴于此，我想，虽然中医药学的病因学思想、理论及方法是古老的学问，但与现代生物医学相比较，却显示出了新奇性和启发性，是很值得重新加以研究的。

于是，我重新学过一些关于六淫的学问，又读到了当今世界上一些与六淫相关的科技进展或公共卫生事件，也就萌生出来一些想重新说说六淫的冲动。

据史载，关于六气致病之说，最早源于秦代的医和。早在《左传·昭公元年》中就有"天有六气，降生五味，发为五色，征为五声，淫生六疾"的记载，其中把六气分为阴、阳、风、雨、晦、明，并指出六气之变有"四时""五节"以及"过则为灾"的特点和规律，同时也指出了六气致病的性质和特点，即"阴淫寒疾，阳淫热疾，风淫末疾，雨淫腹疾，晦淫惑疾，明淫心疾"。至《黄帝内经》的时候，便形成了经典的关于六气致病的系统理论，六气也被重新概括为风、寒、暑、湿、燥、火，并有了"寒暑燥湿风火，天之阴阳也，三阴三阳上奉之"的认识，建立了关于六气变化与天地之阴阳运动相互联系的学问，同时创造了推演判断六气与人体相互作用规律及状态的"五运六气"理论及方法。到了宋代，医家陈无择在其名著《三因极一病证方论》中，才首次将致病之六气定义为"六淫"，指出"六淫，天之常气，冒之则先自经络流入，内合于脏腑，为外所因"，从而在概念上将其与正常的六气分别开来。

六淫为病，有单行而致者，也有相互杂合而致者，还有因天体运气变化的不同以及机体正气相对于天体运气变化而对六淫所至的不同响应，"以之化之变"而致者，所以，六淫致病，其间并非六数这样简单，而是有非常复杂的气化机制。以风为例，"风为六淫之首"，然风有"八风"之分，易者常可"理阴阳气，八风为节，与六甲同位，阴阳同体，与天地连身"而通"神道"，故能"乐通八方四时之气，欲与八风四时之气合其吉以自安"，反之，则感风而病。《素问·风论》对风感致病有这样的观察和描述，"风之伤人也，或为寒热，或为热中，或为寒中，或为疠风，或为偏枯，或为风也，其病各异，其名不同，或内至五脏六腑……故风者百病之长也,至其变化,乃为他病也,无常方,然致有风气也"。六淫致病的复杂性从此可见一斑。

六淫为风、寒、暑、湿、燥、火,非常具象,这很容易让人将其与六种气象联系起来,认为六淫致病就是六种气象因子对机体的影响,从而将其研究引入生物气象学的范畴。当看到世界卫生组织和世界气象组织开始关注气候与健康的关系并且联合发布了"气候与健康关联图"的时候,也令人联想起中医药学六淫致病理论研究的意义。但是,我们要特别指出的是,尽管六淫致病论与生物气象学是一个有意义的联系,然其研究方向似乎并未触及六淫致病的精髓。实际上,细考六淫及其致病理论,可知六气之所以转而变为"淫生六疾"之淫及其之所以致病者,并非六淫本身,而是背后决定六淫形成的天体运气的变化及其与人体之气的相互联系和相互作用,这隐约与决定天人相应的量子场中量子势的某种形式的共有信息池活动有关,而这就是我们基于六淫致病论提出来的生态病因学的基本思想。

生态病因学是一个既可以在系统、群落和个体的宏观层次上进行,也可以在系统、群落和个体的分子水平进行,甚至还可以从进化生物学以及系统发生或分子系统发生的角度展开研究的新学科。有限的生态病因学研究显示,关于人类外感性疾病的起源及其发生原因和机制,原本是要到生态系统和网络,从生命进化和系统发生历程中搜寻的。

（冯前进）

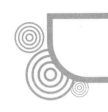

病 证 之 间

　　人总是会根据自己心中的标准对自己遇到的和必须要面对的人生境遇做出某种价值判断，或好、或坏或无所谓好坏，这种基于遗传和教养的相互作用且颇具生物和社会双重属性的内心标准和价值判断对一个人的行为和行为方式具有某种决定性，从而影响自己对人生路径的选择。其中，到底什么是好，什么是坏？大概十人或许会有八种不同的答案，所谓"仁者见之谓之仁，智者见之谓之智"，具有极强的个体多样性。但有一件事对每个人来说却有共同的认知，那就是疾病是人生旅途中最不幸和最令人痛苦的一个境遇。汉语写"疾"字如矢伤人，英语作"疾病"为 disease，并把医院记为 hospital，大概正是这种不幸和痛苦以及由之渴望得到呵护的心语在文字中的反映和印迹。

　　因为人会生病，所以人类创造了医学及其技术，发明了药物及许多用于诊断和治疗疾病的医疗器械和设备，建立了医院，开办了医科教育并培养了医生和护士，他们希望借助医学技术的进步不仅能使自己远离疾病的困扰，还可以颐养天年。在医学发展已经过去的年代里，医学家们建立了疾病的概念并为疾病做出了专门的定义。所谓疾病，就是在特定原因的作用下，机体特定体液中的某些生理、生化指标偏离了按照某种规则确定的正常值的范围，或者特定器官在亚细胞、细胞、组织或器官解剖形态上发生了某种特定的且是可以识别的改变，这些改变成为临床医生诊断疾病和判断治疗效果的刚性标准。照此定义，医学家们已经发现和描述的能够在人身上发生的疾病大约有 2 035 类、18 000 余种。

　　回眸生物医学的发展历史，无论是从事基础医学研究的科学家，还是临床医生，抑或患者和公众，都未曾怀疑过这种疾病观的正确性。从事基础医学研究的科学家们按照这一观念进行愈分愈细的研究工作，临床医生按照这一观念分科诊断和治疗疾病，患者和公众也按照这一观念看待自己身体的健康状态，一切似乎都显得是那样顺理成章。然而，一个为这一切带来挑战的事实是,随着生物医学研究的视野逐步深入至生命活动的分子和量子水平以及各种组学(Omics)及其技术的发展,也随着中医药学关于证以及证-病相互关系的研究,现代生物医学关于疾病的认识却正在悄然地发生重大改变。这些改变打破了多少年来生物医学所坚守的关于疾病定义的传统框架,重重地击打着传统疾病观的"身躯"。

实际上,关于对疾病的认识,或者说对于"究竟什么是疾病?"这一问题,无论是在中国和西方的文化传统里,或是在中医药学和源于西方的医学中,自古以来就有着不大相同的观念和定义。

在汉语的语义文化中,疾为会意字,从疒矢声,"矢能伤人,矢之去甚速",故而疾的本义为人体中箭,意喻身体犹如中箭受到外部的创伤和生病的快发之势,中国有句古语说"得病如山倒",大概也就是这个意思。病为形声字,从疒从丙,本义为疾加、疾甚,引申为身体内患,两字合用,全面地表达出了身体受到内外伤害的情景和状态。英语作疾病为 disease 或 illness,其语义和语义指向与汉语在本质上大约是相似的。但有趣和值得推敲的是,虽然汉语中有"疾病"二字,但在传统中医学的学术体系中却较少用"疾病"而是更多地用"证"的概念来认识和定义疾病。与疾病的语义所描写的只不过是身体受到如矢所伤并可视见的伤害不同,证却是用形声表达了"告也"和"谏也"(《说文》)的语义,表达了利用特定方法得知讯息并对其进行解析和抉择的思维过程及其解析和抉择结果。由此,深刻而生动地彰显出了中医药学认识疾病的独特理念、视角和方法。

在医学的意义上,源于西方的医学关于疾病的思想、观念和定义深受解剖学和细胞病理学理论的影响。纵观源于西方的医学的发展,从公元2世纪古罗马著名的医学家盖伦早期进行的解剖学研究开始,到16世纪安德烈·维萨里出版历史名著《人体的构造》,解剖学一直是基础医学和临床医学发展的基石,由此,以可视见的形态学变化作为判别机体正常与疾病的观念深深地印在医学家的思想中。后来,德国著名的病理学家鲁道夫·魏尔肖创立细胞病理学,把医学家基于形态学变化认识疾病的视野从传统解剖学深入至普通光学显微镜和电子显微镜之下,从此,关于疾病的细胞病理学理论和方法得以在全世界普遍采用,进一步巩固了关于疾病的形态学观念。基于这一疾病观,现代医学创造了诸如病理学以及利用不同电磁波谱诊断疾病的物理学技术,与此相应,源于西方的药物科学也就发明了许多原本在自然界并不存在的化学物质作为药物用于治疗疾病。

　　与源于西方的医学的疾病观不同，传统中医药学采用完全不同的思维方式独特地发现并描述了证，创造了获取证信息的四诊理论及方法，也发现了在与人共生态、共进化的许多植物和动物中存在的那些基于进化生态网络而形成的药性，提出了药性配伍组合的理论及规则，并由此发明了方剂，建立了方-证相关理论和系统的辨证论治理论及方法，几千年的临床实践表明，这些理论和方法是行之有效的。按照传统中医药学理论，证是一组由病人的感觉症状和诸如脉象、舌象、声音、气味、气色、目光等一系列内变而至外的表象所组成的一个信息集合或群，是机体生命活动中气血阴阳代谢及其与天运相应失去平衡的一种状态。通过辨证，一个富有经验和理论功底的中医会找到令证发生的内外原因，明确和归纳出证的"八纲"性质，定位外邪、内伤原因以及所位居之表里和经络脏腑，解析证发生及其变化的机理和趋势，并且基于方-证相关规则而伍方施治。

　　很显然，传统中医药学与源于西方的医学不仅有着完全不同的疾病观，而且被它们分别定义的证与病也具有不大相同的科学本质。因之，当我们因身心不适去找中医看病的时候，医生会告诉你是什么什么证，并为你处方调治，然此时西医却会说你并没有什么病。而当现代医学诊断出某种疾病的时候，中医却又会辨析出在其中有不同的证型分布。这一现象既说明了病和证的差异，同时也折射出了存在于证、病之间的某些奇妙联系。有趣并超乎寻常的是，随着分子生物医学的发展，借助于各种可以监测基因及其转录和代谢过程的组学技术，有关证、病之间的这些差异和联系可以在生命活动的分子水平以及关乎疾病发生和演变的那些分子和分子网络的变化轨迹上清晰地显示出来，从而让我们能够揭示出证及其变化与那些特定的分子和分子网络变化的相互联系，找到证及其变化的分子和分子网络标记。这使我们坚信，证作为生命活动分子水平各种组学过程非正常改变的一种"象"，既是先于细胞组织的形态学改变而出现的关于疾病的一种早期甚至更早期的诊断特征，也是当细胞组织出现形态学改变的时候疾病在分子水平存在着的分子组学变化多态性的诊断特征。

　　认识到这一点是很有意义的，因为它为我们打开了一扇新的大门，由此望去，那是一个在全新疾病观下对疾病能够做出早期或早早期诊断和治疗的全新研究领域，而基于这一领域的研究产生的新理论、新技术和新药物将为我们每一个人更远地离开疾病境遇的困扰带来新的希望。

（冯前进）

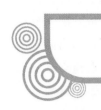

扶 正 祛 邪

近来，"中东呼吸综合征（MERS）"的传播流行再次引发了公众和医学界对新兴病毒威胁人类问题的关注，也令我忆起了当年的SARS。那时候，针对SARS的流行，我们曾写了一篇拙文，去追溯人类认识和战胜瘟疫历史上的神话与科学，重新温习和检讨传统中医药学有关瘟疫发生及其防治方法的各种学说，并告诫人们"我们身边并不只有SARS"！这不，继近几年禽流感病毒在禽与人之间的长期"彷徨"之后，一个新的病毒又突破原本就比较模糊和脆弱而随着生态环境的日益破坏变得更加模糊和脆弱的物种界限及屏障"气势汹汹"地侵入另一个物种的"领地"。如此看来，每一个时代的人都要经受许多考验，这其中有来自人间的，就像我们时常都会碰到的坏人对好人的威胁，也有来自生物圈的，例如发生在人与病毒之间的"战争"。由此，在很多时候，我想，自然选择了人类，因此人的生命无疑是坚强的，但有时她又显得非常脆弱，所以，我们应该经常把自己置入天人合一、相应的自然体系中，并退到生命的边缘去思考许多问题，就比如我们这里提出和必须要面对的问题——人类究竟应该怎样应对病毒的侵袭？

在现代生物医学和药物科学的研究中，对这一问题的思考导致了许多单方面针对病毒的抗病毒药物的开发和使用，虽然这些药物在临床的使用也取得了不小的成功，可时间久了，药物学家们却发现，这种针对病毒的单向药物设计并不能将侵入我们身体内的病毒"置于死地"，甚至还使病毒从丰富的遗传变异中学会对付宿主的新伎俩，诱生出病毒耐药或面对疫苗"逃逸"的习性，甚至使原有的病毒变身为一系列新生的病毒。显然，面对病毒和新生病毒的威胁，我们似乎需要另辟蹊径以便找到更好的药物，于是，我又想起了传统中医药学的扶正祛邪理论及方药。

在传统中医药学看来，在人生活的宇宙中，太虚寥廓，肇基化元，天有六气，地有五行，五运六气，升降不息，生生化化，五气更主，各有所先，各当其位，万物资始，循环往复，而人与之相应，动而不息，五岁而右迁，应地之气，静而守位；六期而环会，动静相召，上下周纪，皆有其数，是天人之间人的生命运动得以平衡并常态运行的动力和基础。然天地间五运六气的运行却常常有"至而未至，未至而至，至而太过"甚至"至而反"以及"不当其位""迭移其位""失守其位"的情形而变生"六淫"或"戾气"之邪，在此种情形下，如人有"正气存内"，就能"有余而往，不足随之，不足而往，有余从之，知迎知随，气可与期"，虽临"六淫"或"戾气"而不可干，否则便可感于"六淫"或"戾气"而生出"伤寒""温病"甚或"瘟疫"之类的病证来。

人感外邪，邪气固然因时令变化而有性质的不同，或六淫风寒、温热，或疫疠之气，然无论何种性质的邪气，在机体内都有一个由表及里的入侵路径和节点，而在机体不同的路径和节点上，都会有"各有部主"的正气与之相遇、相搏从而表象于外，形成不同的证候，对此的认识，传统中医药学在其发展历程中形成了不同的学术流派。

在传统中医药学发展的历史上，有关正气、邪气和正邪相争的理论及其相应的临证治疗原则是在《黄帝内经》中奠立的，就如对正气不只是进补而有"燥者濡之，急者缓之，散者收之，损者温之，衰者补之，下者举之"的调理，而对邪气则有"坚者削之，客者除之，结者散之，留者攻之，强者泻之，高者抑之"的处置。始于《黄帝内经》，后世医家对此不断发挥，使得《黄帝内经》确立的这些原则性的理论得以不断的具体化。东汉时期，疫病流行，仲景秉承《素问》"夫热病者，皆伤寒之类"和"人之伤于寒也，则为病热"的理论，认为"六淫"之邪多风寒，其入侵路径和节点从太阳始，经阳明、少阳、太阴和厥阴至少阴而著《伤寒论》，创立"六经辨证"的理论、治法及方药。明末，曾发生"一巷百余家，无一家仅免，一门数十口，无一仅存者"的疫情，而吴又可见"时师误以伤寒法治之，未尝见其不殆"，所以提出"戾气""天受"或"传染"皆"从口鼻而入"，在表里之间"九传"而著《温疫论》，首创"达原""三消"等治法。至清代，我国江南地域出现了一批以研究温病著称的医家，他们在前人的基础上勇于创新，例如南阳先生叶天士和吴鞠通就认为"六淫"之邪多温热，其侵入路径和节点或为卫、气、营、血四部，或为上、中、下三焦，从而著《温热论》和《温病条辨》，分别总结出"卫气营血辨证"和"三焦辨证"的理论、治法及方药。所有这些都一直是后世医家在诊治外感性疾病时所遵循并不断传承和发扬的准绳，我们今天的医家能够概括性地提出"扶正祛邪"的概念也同样源于此。

古医家对外邪入侵而致病的辨证施治是非常精细和精准的,他们不仅能够基于辨证的方法发现外邪的性质,而且可以确定外邪在体内的所侵、所居之位及其与"各有部主"的正气相争高下之势,并由此立法处方,临床很是效验。例如仲景既可分辨出邪居太阳有经腑之分,又能进一步区分出居经有"中风"或"伤寒"之别,而居腑还有"蓄水"或"蓄血"的不同;吴又可首提瘟疫之邪留居膜原外可出表、内可入里的微妙态势而创"达原饮",以使邪气从表里分消;在南阳先生看来,肺能敷布卫气达于周身体表,与皮毛相合,与口鼻相通,故外邪常"首先犯肺",入"卫之后方言气",进"营之后方言血",而对于侵入肺卫之表的邪气,则可更精细地分辨出风热、暑湿、湿热、燥热和风寒的差异,并据此拟定"在卫汗之可也,到气才可清气,入营犹可透热转气……入血就恐耗血动血,直须凉血散血"的治疗大法;吴鞠通提出温热邪气"由口鼻而入,鼻气通于肺,口气通于胃,肺病逆传则为心包,上焦病不治,则传中焦,胃与脾也;中焦病不治,则传下焦,肝与肾也。始上焦,终下焦"的传变路径,而在治疗上则要"治上焦如羽,非轻不举,治中焦如衡,非平不安,治下焦如权,非重不沉"等,这其中包涵了许多我们今天尚不了解但却值得深入挖掘和重新认识的精要之处。

由此及彼,这不由得使我联想到现代药物科学在抗病毒药物研究领域的一些前沿动态。药物学家在意识到长期以来单单以病毒为靶向的药物设计存在的重大缺陷之后,其药物设计理念和方法已经发生重大转变,在分子水平以宿主蛋白或分子免疫信号转导通路甚或宿主与病毒之间的相互作用分子网络为靶向设计抗病毒药物正在成为一个新的研究领域和方向,从中我们能清晰地看到,这些药物科学的最新研究与传统中医药学扶正祛邪理论及方药发生的有趣"邂逅"和"碰撞",而潜藏在扶正祛邪理论及方药中的新价值便从这一"碰撞"中迸发了出来。

20世纪80年代,美国国家卫生研究所的理查德·克劳斯博士就在一本曾引起争论的书《难以平息的浪潮:微生物世界不停的挑战》中告诫人们,曾被认定已经败北的微生物感染性疾病将可能对人类杀个"回马枪"。的确,在我们生存的生物圈中,我们都处在一个共同的食物链上,吃,同时也被吃,那些病毒不仅不会因为我们疏忽它们的存在而"寿终正寝",而且随着人类对生态系统的肆意破坏,人类被它们"吃"的风险和威胁正在日益增加。因此,我们希望,似乎也能够从潜藏在传统中医药学扶正祛邪理论及方药内的新价值中找到"人类究竟应该怎样应对病毒的侵袭?"这一问题的答案,以便更有效地去预防这些风险和威胁,就像历史上德国科学家从传统中医药学"以毒攻毒"治则受到启发而发明有效对付破伤风杆菌的抗毒血清那样。而除了由此建立新的病毒学理论和发现新的抗病毒药物之外,更包括努力使地球生态重新恢复平衡,这当然也是包含在扶正之中更深远的意义!

(冯前进)

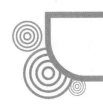

身份的焦虑或逍遥

有一天，我陪挚友到一个茶馆饮茶闲聊，茶馆虽小，但装点打扮得很有品位。一走进茶馆，便有轻轻如诉的音乐飘进耳际，几个书架上零散放着的一些书又为茶馆增添了几分知性的雅致，整个茶馆于安静之中仿佛流淌着丝丝心语，带给人许多新的向往和遐想。挚友是国内某著名大学教授，做中西方文化比较研究，对有关中国古典文史哲的学问研究至深，因中医药学与中国古典文史哲学原本就有诸多相通，所以他的学识一直令我敬而仰之！走进茶馆，茶未上，他倒是先信手拿过几本书阅读起来。看着放在茶桌上的书，其中一本《身份的焦虑》深深地吸引了我，翻阅略读，领其大意，不禁叫好！

《身份的焦虑》为英国才子阿兰·德波顿所作，作者在书中不仅分析了西方现代社会中人产生身份焦虑的起因，诸如身份渴求、势力倾向、过度期望、精英崇拜以及在追求和实行这些行为过程和目标时所遇到的多种因素的制约，而且也提出了一些化解这种焦虑情结的方法，诸如利用自己的哲学理性和艺术感性智慧、对通过政治改善社会等级体系和秩序的期待、理解和实践基督教教义以及尊崇波希米亚人精神等。然而实际上，人因身份的焦虑情绪并不只存在于西方的现代社会，也弥漫在我国现代社会的不同阶层中，甚至是在我国古代社会就已经有了相关问题。中医药学经典著作《黄帝内经》中有一篇《四气调神大论》，其中有关"上古之人"与"今时之人"生活方式相互比较的论述就是这一问题在古代社会存在的一个生动例证。

根据大量的现代社会心理学研究和通过对人生经验的深切体察，古今中外，人生有许许多多的，对人、人际和社会都有深刻影响的情感和行为都与自己拥有的身份及其变化和心中对身份的希冀有关，而无论在传统中医药学还是在生物－心理－社会－医学模式下的现代生物医学看来，除了焦虑，身份还是诱生人的七情五志变化抑或急性和慢性激活机体的心因性应激机制，并由此引发诸多疾病的主要社会原因。我曾经看到一份来自世界卫生组织的报告，这份报告称有 60%~70% 的慢性心身性疾病的发生都与人的这一心因性应激机制有关。由此联想起来，从《黄帝内经》始，数千年以来，传统中医药学的历代医家历经不同时代风云变幻的社会变迁，早已精心地观察、研究和记录了人在社会变迁中由身份渴求和追逐而产生的各种情志变化以及由此而生的各种病证及其防治方法，也留下了许多著名的医论医案。这无疑是一个令人惊奇和值得比较研究的历史和文化现象。

《黄帝内经》将人分为"上古之人"和"今时之人"。"上古之人，法于阴阳，和于术数，食饮有节，起居有常，不妄作劳""志闲而少欲，心安而不惧，形劳而不倦，气从以顺，各从其欲，皆得所愿""美其食，任其服，乐其俗，高下不相慕""嗜欲不能劳其目，淫邪不能惑其心，愚智贤不肖不惧于物"，故能"尽终其天年，度百岁乃去"。然今时之人"以酒为浆，以妄为常，醉以入房，以欲竭其精，以耗散其真，不知持满，不时御神，务快其心，逆于生乐，起居无节，故半百而衰"，这是因身份渴求诱生情志变化而影响寿命的经典中医药学理论。

清代名医陈复正在其名著《幼幼集成》的开篇《赋禀》中，对由身份的变化所引发的幼科疾病有一段十分精辟和发人深思的论述。按照他的观点，由身份变化而致病，不仅只是发生在成年人对身份的追逐过程中，也会发生在年幼的孩童身上。一个天真的孩童，虽然尚没有萌生对身份的希冀和追逐，但他们却有"膏藜异养，贵贱殊形"，其身份的社会禀赋各有不同，这大概就是民间"生在皇宫院，便是帝王家"之说的科学表述。他比喻那些生于拥有富贵身份人家的幼儿"口厌甘肥，身安华屋，颐养过厚，身质娇柔，而且珠翠盈前，娇妍列侍"，就像"纵熊罴之叶梦"，却"难桂柏以参天"，然"夫膏粱者"，易致"形乐气散，心荡神浮"，而诱生出一系列幼科的疾患。除了社会禀赋，陈复正还阐述了因身份诱生的情志行为变化对胎儿生物学禀赋的深刻影响。他说，人生有"痴由贪起，利令智昏者……有志高命蹇，妄念钻营，以致心倦神疲者"，也有"若藜藿之家，形劳志一，愿足心安，守盖廪瓶仓，对荆钗裙布，乃其神志无伤"者。前者之人，"耗本伤气"，于是难保胚胎之植的深根固蒂，令幼儿禀受"十有九虚"，留下胎病和后生之病的许多隐患；而后者之人，反可得"胎婴自固"，以此较彼，其中得失自可判然。

在中医药学的发展历史上，历代名医写了一系列经典的医案，成为传统中医药学的一大特色，其中就有细致的关于因身份失落而生诸疾的案例记载，例如《儒门事亲·不寐》中"一富家妇人，伤思虑过甚，二年不寐，无药可疗，其夫求戴人治之"，《吴鞠通医案》中"鲍，三十二岁，大狂七年，先因功名不遂而病"，《续名医类案》中"窦材治某患者，功名不遂，发为郁症"，如此记述者甚多。

因为身份及其变化对人的身心健康有如此重大的影响，所以，我们需要了解身份，也需要阐释身份是如何起源和进化的，这可以帮助人们重新检讨那些围绕自己或他人身份变化所持有的情感观念以及由此产生的种种行为趋向，并批判性地内省自己追逐身份的愿望和行为以修正以往定势在身份上的许多模糊甚至是错位的观念，而这些问题的解读和意义则必须要从"身份"一词的语义文化密码中去寻找。

汉语"身"，自然是指人之体，而"份"的字体结构本身就是"人之分"，其语义"从人"而"分声"，意同"彬"，就正如《论语》作"文质彬彬"为"文质份份"，《说文》说"份，文质备也"。在汉语的语义文化基因编码中，身份是人所内禀的文化品位修养和他所外拥的财富及社会地位的象征，是一个人显示出来且能够被他人识别和区分并对他的人际关系和结构具有某种特殊决定性的一种社会属性。人类社会的变迁历史表明，一个人在社会中拥有不同的身份，其所能获得的势利是很不相同的。从古至今的社会体制为身份输注和凝聚了浓厚的功利性元素，于是，身份也就成了每一个人在茫茫的人生大海中能够看得见的一个航标和竞相追逐并希望到达的彼岸，成为附着在人身上和心里头的一个具有社会和生物双重遗传特质的社会符号。在人生的路程上，一个人通过身份与其他人相互联系、交流、共事，从而形成特定的人际关系和人生生态。所以，归根到底，身份是人创造出来的，是人的那些与生俱来的本能性欲望在一个被人设计和构建的功利性和等级制的社会中演化重构出来的社会欲望表达的产物，并在生物学意义上普遍地利用着进化赋予大脑的奖赏性生理和分子网络机制，而总有一天，科学家们能够通过解析这一网络看到身份在生命大脑中的影像。

可见，尽管在人类社会发展的历史上曾有很多先哲梦想构建出"乌托邦"式的平等社会体制，以摆脱套在人类身心中的身份等级箍咒，但实际上，只要有人，身份和人对身份符号的渴望就是不可能消亡或被消灭的。人创造了身份，也点燃了自己心中追逐身份的"狂热"，成为推动社会演变进化最为原本的生物性能量和动力，但它同时又扼杀了当人与人擦肩而过时放慢脚步微微一笑的那份人性中的纯朴和表达爱的能力，使人蒙受到巨大的身心伤痛，这就如同一个由 1 和 0 组成的数字，0 犹如身份及身份带给人的势利，而 1 则是人身心健康的编码，0 的数目增加虽可以使数字变得无穷大，然只要没有了 1，再多的 0 都将归于 0。显然,作为人,我们不仅需要面对这个数字串做出富有智慧的选择,而且也需要在其间找到寻求平衡的有效方法,而这些方法除了阿兰·德波顿在《身份的焦虑》中所提到的之外,我们更应该关注、研究和应用的还有中医药学的方法。中医药学能为今天和未来的科学家们找到可供人类在身份的焦虑之中共享逍遥的方法提供科学的理论指引和有效的经验模板。

（冯前进）

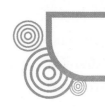

灯 笼 病

　　取象比类是中医药学常用的一种思维和认识方法,正因为采用了这样的方法,中医药学才将许多中国传统文化及其许许多多的可悟性元素凝聚于其中。在中医学中,取象比类的方法除了用于理论推演之外,也被用于给疾病或治疗方法命名。在治疗方法方面,如"釜底抽薪""提壶揭盖"之类,而在病名方面,"灯笼病"则是非常形象而生动的一例。

　　灯笼病首见于清代医家王清任所著的《医林改错》。在这本颇有名气的著作里,有《血府逐瘀汤所治症目》一章,其中这样描述灯笼病,"身外凉,心里热,故名灯笼病,内有血瘀。认为虚热,愈补愈瘀,认为实火,愈凉愈凝。三两付,血活热退"。这句话,简洁形象,既阐明了灯笼病的病因病机,也指出了灯笼病的治疗方法。该病内有血瘀生热而外凉,故用桃红四物汤(桃仁、红花、当归、川芎、生地黄、赤芍)以活血化瘀,合四逆散(柴胡、枳实、甘草、赤芍)以疏肝行气,加桔梗引药力上达血府,用牛膝引瘀血下行,诸药相伍,活血化瘀而不伤正,舒肝解郁而不耗气,于是使得各药相须合力上达血府而逐血府之瘀,血府瘀除,自然内热以退,外凉以消。正如把"身外凉,心里热"之症取象为"灯笼"一样,王清任将这一方剂的作用称为"血府逐瘀"同样也很有取象的意境。

　　血府逐瘀汤是源于王清任对机体"气管"和"血管"的解剖观察,在"气血合脉说"和"分部位活血逐瘀法"的理论基础上创立的。按照这一理论,人之体内分有"气府""血府""气府存气,血府存血",然气府之气和血府之血分别由"卫总管"和"荣总管"行于周身,且"卫总管"和"荣总管"各有形态部位,"在外分头面四肢,周身血管,在内分膈膜上、下两段,膈膜以上,心肺咽喉,左右气门,其余之物,皆在膈膜以下"。就病理而言,无论外感、内伤,所伤者无非气血,气有虚实,血有瘀亏,然血瘀有解剖部位的不同,部位不同,逐瘀之法亦相异。基于临证经验,王清任辨识"有五十种血瘀证相互参考",并立通窍活血汤,治头面四肢周身血管血瘀之症;立血府逐瘀汤,治胸中血府血瘀之症;

立膈下逐瘀汤,治肚腹血瘀之症;立少腹逐瘀汤,治少腹积块疼痛或妇科经血瘀滞或种子安胎之症;立身痛逐瘀汤,治痹症瘀血。其中血府逐瘀汤下列所治症目数有十九,灯笼病便是其中之一。血府逐瘀汤治则构思巧妙,用药配伍严谨,临证使用效验,倍受历代医家所推崇。近代有中医学者赞誉该方为"中医十大名方"之一或为"难病奇方",其实验药理学作用被大量研究,并分别在内科、外科、妇科、眼科等不同的临床专业领域得到了广泛应用。

就我的印象,在中医学的发展历史上,有两位把西方医学的知识和方法引入中医学并加以临证应用的医家,一位是张锡纯先生,另一位就是王清任先生,他们都是清代的医家。张锡纯将西方医学对某些疾病的诊断和药物治疗方法运用于他的临证诊疗之中,梳理认识,集其经验,著成《医学衷中参西录》一书,而王清任则是唯一一个将西方的解剖学引入中医学并敢于向经典提出挑战的医家,二人虽意合但其研究运用的内容却有很大不同。王清任将自己所著之书命名为《医林改错》,指出"夫业医诊病,当先明脏腑。尝阅古人脏腑论及所绘之图,立言处处自相矛盾"。这在充满"经典不可更改"精神的中医学发展历史中显然需要有足够的勇气。而在"改错"的同时,王氏又表现出了很高的谦逊和自我批判精神。在《医林改错·方叙》中,当谈到自己所立之方症时,他列举了《证治准绳》《普济方》《本草纲目》《医宗金鉴》《温疫论》等中医学的渊源之书,说自己所立的那些治法方剂并不敢称为"著书",只是在脏腑解剖图记之后"将平素所治气虚、血瘀之症,记数条示人以规矩",并"望阅是书者,须详审焉",其高度的谦逊和自我批判精神从此可见一斑。

王清任取灯笼之象比"身外凉,心里热"之症,将用以治疗灯笼病的方剂称为"血府逐瘀汤",这些都是极具医理和文化联想力的,如此可见,他是一个具有"文韬"之智的医家,而他又敢深入"医林"而改错,虽有"改错更错"之嫌,但却可见其"武略"之勇。

说起灯笼,应该说灯笼既是最具中国传统文化特点的一个标志,也是中国古代科技进步的一个象征。附加在灯笼上的红色、书法、造型、绘画、剪纸等都是中国传统文化的元素,而古中国在秦汉以后有了灯,东汉之后又发明了纸,这才使灯笼得以诞生。

据说,中国的灯笼起源于1 800多年前的西汉时期。起初的灯笼只是供照明用的,有了最原始的油灯,为了防止油灯被风吹灭,便用纸罩起来。后来,人们逐步地依靠心中的想象把纸涂成红色,把书画跃于纸上,把剪纸贴在纸上,又做成不同的造型,从而把心里对人生和事业成功的希冀寄托在灯笼之

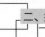

中,向人们传递喜庆的心理和对美好生活的向往。例如,婚礼喜庆要挂宫灯,伞灯(字姓灯)取"灯"与"丁"的语音相同,意味人丁兴旺,开学时,家长常常会为子女准备一盏灯笼,由老师点亮,希望孩子勤奋读书,好有一个光明的前途。张艺谋先生曾在山西乔家大院拍了一部以《大红灯笼高高挂》为名的电影,竟然也使一个古老的商家院落变得生机勃勃。可见,灯笼无论对于古代的中国人还是现代的中国人来说,其心底中的印记都是非常深刻的。也许正因为灯笼具有这样的文化印记,王清任先生才将其引入中医药学中,并巧妙运用其文化印记去说明像"身外凉,心里热"这样的证候的病理病机。

中医药学就是这样,它将许多中国传统的文化元素巧妙地与医理医技圆融于一体,从而成为一个不仅具有科技意义和科技价值,同时也承载中华文化基因和具有深切文化力量的科学体系。正因为如此,回顾或展望自20世纪以来世界范围内日益激荡的文化冲突及其不同文化的交流圆融对于国际社会进步的重要意义,又想到此间中华民族肩负的文化使命和历史责任,想必中医药学对此将能发挥巨大的和不可替代的作用。

(冯前进)

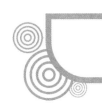

岁 露 应 风

　　这一生从未写过教材，因为教材是教人以学、授人以术之书，所以在我看来很难写，常常不敢问津。最近，受到老师的提携，约我写《中医养生学》中"四时养生"一章，因一直对中医学的养生理论和方法颇有兴趣，平素又有所研究，也就心怀忐忑和重新学习的向往接受了下来。写四时养生，自然要温习《黄帝内经》的许多篇章，于是，便对"岁露"有了一些再学的心得。

　　《岁露》是《黄帝内经》中的一个篇名，列《灵枢》第七十九篇，是专门论述人的健康或疾病发生与天时关系的文章。"人与天地相参也，与日月相应也"大概是每一个学习中医学的人都知晓的经典名句，而这一名句就出自《灵枢·岁露》篇。

　　岁露，无论是听起来，还是读起来，甚或深究其义，都是一个很美、极富意趣和能够带给你无穷想象的词汇。

　　从语义文化学的意义上讲，岁，是一个象形字，甲骨文写岁为斧钺形。在上古时代，斧钺为兵器，是军权和国家统治权的象征，可见岁在那时古中国人的心目中所具有的特殊意义。后来，金文将斧钺形的岁字演变成二"止"状，为步，所以，岁的字义从"步"。夏代，古中国人将岁和星体运动联系起来，视岁星运行一次为一岁，"一岁而更"，于是，便把人随天行的意义深深地赋在了"岁"的语义中。露，为一形声字，从雨，从路。因此，说起岁露之义，乃指人在随天而行过程中每岁都会遇到的一路"风雨"，正如《灵枢·岁露》所说，"故诸逢其风而遇其雨者，命曰遇岁露焉"。岁露，正是对人与"风雨"相应相搏的一个生动写照。

　　古中国人对于风是有自己独特的认知的，无论是医学家，还是哲学家或诗人，都对风有不同视角的认识和诸多精辟的论述。例如庄子说"人在风中"，揭示出了风乃人生其中的一个环境，文字似乎概括，但又细说，似乎隐含，却又明指出人与风的一切。还有杜甫的名句"好雨知时节，当春乃发生。随风潜入夜，润物细无声"，更是生动形象地隐喻出了风对包括人在内的所有生命无

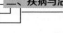

声有象的润养作用。

除了哲学家和诗人，中医学是认识、阐述风与人的相互作用理论最为系统并创造了丰富的临床应用技术和方法的学科。在中医学风与人的相互作用理论中，风"行有次，止有位"，并有实、虚之分，方位、方向之别，四时、日时之殊，时时都与人相应、相搏，或疏导推动，或阻遏抑制人之正气的升降浮沉。正如《温病条辨》所说，"风之体不一，而风之用亦殊"。

论风之实虚，风当其位，从其"所居之乡"来者则正，为实风，自然五运六气因实风而行，人体正气因实风而生长，为实风所鼓荡，实风"主生，长养万物"。风非其位，从其"冲后"来者则邪，为虚风，其性升散，善行数变，虚风伤人，"主杀主害"，且能全兼五气或五气缘风以入而伤人，为"百病之始""百病之长"。《灵枢·岁露》这样描写风作为致病邪气对人的危害，"岁多贼风邪气，寒温不和，则民多病而死矣"。《黄帝内经》还有一篇《风论》则如此论述虚风致病、善行数变的特征，"风之伤人也，或为寒热，或为热中，或为寒中，或为疠风，或为偏枯""风中五脏六腑之俞，亦为脏腑之风，各入其门户所中，则为偏风，风气循风府而上，则为脑风，风入系头，则为目风、眼寒，饮酒中风，则为漏风，入房汗出中风，则为内风，新沐中风，则为首风，久风入中，则为肠风飧泄，外在腠理，则为泄风"。

论风之方位、方向，则有四正、四隅，并合于四时八节，并有"九宫八风"之说。"九宫八风"之论认为风乃来自天体"九宫"之运，从其宫，数所在，日从一处，至九日复反于一，常如是无已，终而复始，随生"所居之乡"之风为其正。但如果九宫运变，则生非"居乡"之风而成虚风贼邪，于是有虚风自南来之大弱风、自西南来之谋风、从西来之刚风、从西北来之折风、从北方来之大刚之风、从东北来之凶风、从东方来之婴儿之风以及从东南方来之弱风等"八风"之变，其袭人致病也各不相同。

论风之四时、日时，有春风自下而上，夏风横行空中，秋风自上而下，冬风刮地而行，亦有"春青风，夏阳风，秋凉风，冬寒风"，更有风随正气应日时之变而相客，凡此四时、日时之风，其所病各不同形。对此，《灵枢·岁露》所论可谓详尽入微。风则所以变而为贼，固有其自然之"四时八风"之性，但也因人之卫气运行和腠理开泄的不同而异。夏季内伏阴暑，至秋复感风邪常发为疟，只因卫气昼行于阳、夜行于阴，出入有时，故与疟邪相搏而病作有时。虽然贼风邪气相同，但常因腠理开闭而病情相异，开则其内极病，闭则其入浅以留。更为有意趣的是，机体的腠理开闭是相参天地、相应日月而定的，《灵枢·岁露》将这样的变化概括为"三实""三虚"。三实者,逢年之盛,遇月之满,得时之和;三虚者,乘年之衰,逢月之空,失时之和。月满海水西盛,人血气积,肉充皮致,发坚腠理郄,当是之时,虽遇贼风,其入浅不深;而至其月郭空,海水东盛,人气血虚,其卫气去,形独居,肉减皮纵发残,腠理开,当是之时,遇贼风则其入深。

每每学习,都多次诵读中医学关于风的这些经典论述,细细体味过来,除了明其至深的医理之外,也多令自己有如杜甫诗言"随风潜入夜,润物细无声"的生动感悟!于明理感悟之中,在心中便渐渐地生出一些"妄为"之想,大概中医学所论之所以能养生、伤人之风,并非我们的身体所感受到或看得见的树木摇摆之风,而是那些形成风的"九宫"转运之气,天人之气相通相应,而风只不过是其气运所化之象罢了,其中可能包涵、孕育着许多我们今天还不知晓的原因和规律。

前些时候,有学者曾提出一个关于外感性疾病的"生态病因学"假说,这一假说,有着既不同于传统中医学的"六淫致病"理论,又有别于现代生物医学现时的微生物感染理论的思想,我想,随着对这一假说的深入论证研究,那些我们尚不知晓的原因和规律也许就会跃然而现。想一想人类面对的病毒、细菌,甚至是许多新生病毒和细菌感染的威胁,可以预言,将中医学"岁露应风"的理论与现代生物医学的微生物感染理论结合起来并融于"生态病因学"的研究之中,人类一定会创造出更完美的关于微生物感染致病的理论,更好地对付这些不断变异的微生物以及更有效地预防和治疗那些由它们感染所致的许多疾病。

（冯前进）

三、养　生

养生是经典中医药学的独特创造。

养生不仅在于未雨绸缪，防患于未然，也在于使人类能颐养天年，更在于提升人体生命的生物学和生物社会学品质，而要真正在现代科技的意义上挖掘、发现、重新创造和应用经典中医药学的养生理论与方法，同样需要在科技方法中融入艺术思维的洞察力。

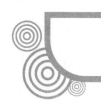

重温养生

与西方人相比,中国人是一个比较追求长生的民族,由此,中国传统文化基因在中国人的心中独特地表达了养生的思想。在数千年的发展历史中,基于这样的思想,中医药学创造了完整而系统的养生理论和方法。要说中医药学的特点及其与西方医学的区别,这大约可以算得上是显著的其中之一。

据考证,"养生"一词最早出于《庄子·养生主》中关于"庖丁解牛"的故事。"庖丁为文惠君解牛,手之所触,肩之所倚,足之所履,膝之所踦,砉然响然,奏刀騞然,莫不中音。合于《桑林》之舞,乃中《经首》之会",对庖丁如此高超的解牛技巧,文惠君感到非常惊奇,"嘻,善哉!技盖至此乎?"于是,庖丁便释刀向文惠君娓娓道出了之所以能如此的缘由,"臣之所好者,道也,进乎技矣。始臣之解牛之时,所见无非牛者。三年之后,未尝见全牛也。方今之时,臣以神遇而不以目视,官知止而神欲行。依乎天理,批大郤,导大窾,因其固然,技经肯綮之未尝,而况大軱乎!良庖岁更刀,割也,族庖月更刀,折也。今臣之刀十九年矣,所解数千牛矣,而刀刃若新发于硎。彼节者有间,而刀刃者无厚,以无厚入有间,恢恢乎其于游刃必有余地矣,是以十九年而刀刃若新发于硎。虽然,每至于族,吾见其难为,怵然为戒,视为止,行为迟。动刀甚微,謋然已解,如土委地。提刀而立,为之四顾,为之踌躇满志,善刀而藏之。"文惠君听后,大受启发,便曰:"善哉,吾闻庖丁之言,得养生焉。"至战国末年,养生被理解为"知生也者,不以害生"(《吕氏春秋·节丧》),到了三国时期,著名文学家和思想家嵇康在其所著的《养生论》中将养生定义为"君子知形恃神以立,神须形以存,悟生理之易失,知一过之害生。故修性以保神,安心以全身,爱憎不栖于情,忧喜不留于意,泊然无感,而体气和平,又呼吸吐纳,服食养身,使形神相亲,表里俱济也"。后来,《辞源》进一步解释养生为"摄养身心,以期保健延年"。究其养生一词的起源,起初的概念只不过是文惠君从庖丁解牛悟出来的善养民生的安邦治国之道,只是到后来,受医相相通文化的促动,经过历代众多思想家和医学家的共同研究演绎,养生才逐渐地被延伸用于中医药学之中,由善养民生之义逐步地蜕变为一种关乎预防疾病而健康、提升生命品质而茂盛和延缓衰老而长生的医理和医道。

在中国古代的哲学、宗教和中医药学发展历史上,历代学者或退隐官僚都十分重视养生的研究和践行,为今天留下了众多的养生学专著和文献。自先秦托轩辕黄帝之名而就的养生大典《黄帝内经》,到汉唐嵇康的《养生论》、药王孙思邈的《千金要方》和陶弘景的《养性延命录》,至宋金元蒲虔贯的《保生要录》、苏轼的《苏沈良方》、陈直的《寿亲养老新书》、姚称的《摄生月令》以及李鹏飞的《三元参赞延寿书》,再到明清高濂的《遵生八笺》、万全的《万密斋医学全书》和《养生四要》、王廷相的《摄生要义》以及龚廷贤的《寿世保元》,可谓文章浩瀚似海,学者辈出如林。

除了养生学术渊流,有许多历史名仕或凝练格言,或编写歌诀故事,或赋诗作画,将深奥的养生学术雀跃于多样的文学形式之中,读来生动有趣,便于教学记忆,从古至今,广为流传。这里随笔拈来几例,可窥其中一斑。有一则将一些历史名人的养生格言用一至九之数串在一起组成的养生告诫,所谓一德、二安和、三戒、四法、五知、六节、七食、八乐和九思,形式很是新颖。明代洪基采诸家养生之要言编写了一首很长的"祛病歌",并说如"能依而行之,则获安乐,若尽其妙,亦长生之可觊"。南宋诗人陆游有一首"儿扶一老候溪边,来告头风久未痊。不用更求芎芷辈,吾诗读罢自醒然"的诗句,吟来能令人从潺潺诗情之中悟出诗人要传达的养生意旨。清代康熙皇帝于古稀之年写了一首五言律诗,"淡泊生津液,清虚乐有余。鬓霜惭薄德,神惫恐高誉。苦好山林趣,深耽性道书。山翁多耄耋,粗食并园蔬",写照性地概括了他一生所遵所行的养生之道,读来也多富有启迪。《庄子·秋水》更有"惠子相梁"的故事:惠子相梁,庄子往见之。或谓惠子曰:"庄子来,欲代子相。"于是惠子恐,搜于国中三日三夜。庄子往见之,曰:"南方有鸟,其名为鹓鶵,子知之乎?夫鹓鶵发于南海,而飞于北海;非梧桐不止,非练实不食,非醴泉不饮。于是鸱得腐鼠,鹓鶵过之,仰而视之曰:'吓!'今子欲以子之梁国而吓我邪?""惠子相梁"的故事不仅充分地表现了庄子无意功名利禄的人生境界,而且生动地比喻出"知喜怒之损性,知思虑之销神,知语烦之侵气,知哀乐之损寿,知情欲之窃命"的养生思想。远在三国魏末,"竹林七贤"之一的嵇康,是当时玄学家的代表人物。据史载,嵇康不仅相貌"萧萧肃肃,爽朗清举",而且才华横溢,创作了大量流芳百世的文学、音乐和科学作品。在养生方面,嵇康崇尚庄子学说,讲求服食之道,主张"越名教而任自然"的生活方式,著有著名的《养生论》。在

《养生论》中,嵇康采用比较对照的写法,用生动的文学语言描写了善养生者与非善养生者鲜明不同的处事和生活方式。不善养生者"纵闻养生之事,则断以所见,谓之不然",性情"孤疑,虽少庶几,莫知所由",其"嗜好常在耳目之前,所希在数十年之后,又恐两失,内怀犹豫,心战于内,物诱于外,交赊相倾",不晓"至物微妙,可以理知,难以目识,譬犹豫章生七年然后可觉耳"的道理,却"以躁竞之心,涉希静之涂,意速而事迟,望近而应远……以未效不求,而求者以不专丧业,偏恃者以不兼无功,追术者以小道自溺"。而善养生者却"清虚静泰,少私寡欲。知名位之伤德,故忽而不营,非欲而强禁也;识厚味之害性,故弃而弗顾,非贪而后抑也;外物以累心不存,神气以醇白独著;旷然无忧患,寂然无思虑,又守之以一,养之以和,和理日济,同乎大顺,然后蒸以灵芝,润以醴泉,晞以朝阳,绥以五弦,无为自得,体妙心玄,忘欢而后乐足,遗生而后身存",故能"与羡门比寿、王乔争年"。于此,嵇康自问,既然得到了颐养天年的生命,那么对自己来说究竟什么是有、什么是无呢?细细品读过来,不仅刻画得入木三分,且其医理亦洞若观火!

尽管中国古代的养生思想、理论和方法是一个庞大的学术体系,其内容涉及古代中国的哲学、宗教、医学乃至文学的各个领域以及饮食、运动、方药等诸多方法,但究其核心要义和精髓所在,不外乎"应天时""节嗜欲"六字。应天时,就不会失之时世,并与其相谐而度天年,节嗜欲,便可使我之生命和我之时空进入"物之感我者轻""我之应物者顺"的至高境界。对此,除了理论上的,中医药学还为我们提供了许许多多的实际方法。我想,这无疑是当今乃至未来进行养生研究所应该加以深入挖掘的内容和方向。

前时,我们曾做了一些基于天人相应机制揭示生命"半百而衰"的动因以及调谐天人相应信号的研究,提出了生命衰老的"On-Off"机制就存在于天人相互作用之中及其生命衰老的"光-melatonin生物信号转导周期网络"理论,也做了一些从中医药学中发现有效调控生命欲望的方法或药物的探索,虽然只是一个开始,但我们相信,沿着这样的方向走去,人类将有可能拿到一把调谐天人相应和生命欲望的"钥匙"。这,或许正是中国独有的养生学术能够照亮未来生命科学发展道路的一缕日出的光辉!

(冯前进)

重看五禽戏

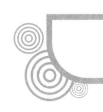

最近和一个国外的学者谈起中医养生的问题,说到五禽戏,他说他现在每天都练习五禽戏,并谈了许多对身体的有益之处。之前我虽然知道五禽戏,但对其并无更多的研究,听到如此的评论,且还是出自亲身习练者的体会,不禁有些好奇,于是就去读了一些古今关于五禽戏的文章,重看五禽戏,虽然有些凌乱,却也生出一些感想来!

据载五禽戏乃东汉医学家华佗所创,最早记载于《后汉书》和《三国志》中。《三国志·魏书·方技传》这样记述五禽戏,"佗语普曰:'人体欲得劳动,但不当使极尔。动摇则谷气得消,血脉流通,病不得生,譬犹户枢不朽是也。是以古之仙者为导引之事,熊颈鸱顾,引挽腰体,动诸关节,以求难老。吾有一术,名五禽之戏,一曰虎,二曰鹿,三曰熊,四曰猿,五曰鸟,亦以除疾,并利蹄足,以当导引。体中不快,起作一禽之戏,沾濡汗出,因上着粉,身体轻便,腹中欲食。'普施行之,年九十余,耳目聪明,齿牙完坚"。五禽戏深得历代医家认同,并得到有效传承。南朝梁代大家陶弘景视五禽戏为养性延命之术,并将其收载于其所著《养性延命录》中,晋代医家葛洪秉承五禽戏创立了更多的仿动物性情和活动的导引之术,就如龙导、虎引、熊经、龟咽、燕飞、蛇屈、鸟伸、猿踞、兔惊之类。

在五禽戏中,虎戏"四肢距地,前三踯,却三踯,长引肤,乍前,乍却,仰天即返伏,距地行,前、却各七",熊戏"正仰,以两手抱膝下,举头,左擗地七,右亦七,踯地,手左右托地各七",鹿戏"四肢距地,引项反顾,左三,右三,左伸右脚,右伸左脚,左右伸缩,亦三止",猿戏"攀物自悬,伸缩身体,上下七,以脚拘物倒悬,左七,右七,坐,左右手拘脚五,按各七",鸟戏"立起,翘一足,伸两臂,扬扇用力,各二七,坐,伸脚,起,挽足指,各七,伸缩两臂各七"。这些招式的要领,不仅在于模仿五禽的运动而动形,更在于模仿五禽的行为,用以平衡人心中那些早已超越了自然选择的欲望界限,让人丢弃那般"长恨此生非我有,何时忘却营营"的内心无奈,令人性回归到进化赋予他的自然属性和生态位置,从而使人虽然身在纷繁人世,但也能把自己那颗跃动的心置于"夜阑风静谷纹平"的状态。如是,那许多因欲望所致的疾病还会发生吗? 这大概便是五禽戏引导人必须要学会的智慧,也是习练五禽戏能收到良好养生效果的原因。

五禽戏虽为华佗首创,但究其本源,却要上溯至先秦道家的思想。早在《庄子》中就有"熊经鸟伸,为寿而已矣"的记载,而长沙马王堆二号墓出土的帛画中也已有模仿鸟、鹞、鹤、颤、猿、猴、龙、熊等八种动物形神的导引图,可见,模仿动物的动作进行形神养生是中国人一个十分古远的创造,至今,虽几经历代医家和养生学家的传承发挥,但其基本精神和运动方式却犹存未变,就如王羲之于曲水流觞中挥毫写就《兰亭集序》那样,尽管历史上有很多君王名流临摹转抄,却仍难以书尽其中气息淡和空灵、潇洒自然和用笔遒媚飘逸的神韵一样。

无独有偶,为着颐养身心的同样心怀,古中国人创造了五禽戏,源远流长,而古印度人则创造了瑜伽,如今成了风靡世界的健身运动。据考,瑜伽是印度梵语 yug 或 yuj 的音译,其含意为"一致""结合"或"和谐"。据文献载,瑜伽的起源和五禽戏颇为相似。大约在五千年前,古印度的僧侣经常僻居原始森林静坐冥想,以求静寿,他们在此期间观察到动物与自然相互和谐无拘的运动,而这正好是人类所缺欠的,于是僧侣们意识到,如人能做如动物一般的与自然和谐的运动,则可以起到修心强体的作用,这种意识在古印度"梵我合一"的文化土壤上便催生了瑜伽。从诞生到现在,瑜伽经历了很多顺应历史时代的变化,时至今天,瑜伽甚至成了每一位青春男女渴望健美身材的一种十分国际化的运动方式。适应现代人不同的心理和生理需求,"古典瑜伽"演变出来了各种极具现代色彩的瑜伽分支,如高温瑜伽、减肥瑜伽、双人瑜伽和各种肢体局部练习瑜伽等,市场嗅觉灵敏的商家还为习练瑜伽的人设计生产出了一系列附加产品,如形形色色的瑜伽服装等,为十分古典的瑜伽注入了浓厚的现代美学元素,从而使瑜伽成了一种流行于世界的时尚运动。与此相比,五禽戏至今却仍然局限在本土,且还只是一些老年人喜欢习练的运动,看到他们身着色彩和造型都十分传统的服装习练五禽戏,其身影不免显得有几分孤单,带给人许多联想和思考。

在人类进化发展的历史上,有许多不朽的文化和科技成果均是由处在不同地域、不同种族的人在不同时代或大体相同的时代创造出来的,其中包含了许许多多像五禽戏与瑜伽那样有着"异曲同工"之妙的发明,然而令人惊讶的是,这些具有"同工"的知识或技能在后来的发展中却常常走上分叉的道路,产生出"异曲"的创造,像这样的例子在中西方的文化与科技历史上还可以举出许多。

　　"异曲同工"的发明却在其发展道路上弹出"同工异曲"的"旋律",既生动地折射出人类精神的相通及其文化基因所具有的某种"同源性",也清晰地映照出在它们之间存在的巨大差异,这种既相似又不同的文化纠缠现象总是不禁让人生出一些"剪不断、理还乱"的心绪来。我想,这也许正是一个民族需要有不断的文化自省和觉醒的缘由吧!

(冯前进)

四、中药与方剂

　　学习中药与方剂,应该无人不品读《药性赋》和《汤头歌诀》,那自然是科技,因为从中我们能够学到如何使用中药和方剂为需要的人治病疗伤,但它同样也是艺术,因为它洋溢出汉语诗性的魅力,能令每一个学者品味其中的美,而学到深处,自然就能悟到只有将其中生动的美和教条的知识融会贯通,才能真正用心透视出在中药四气五味和升降浮沉之性以及方剂的七情配伍之道中那些超越了化学药物理论及方法的东西。

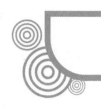

又见黄芪

前些日子,因工作关系到我省里一个黄芪种植基地看了看。农历三四月,气至谷雨,物历"萍始生,鸣鸠拂其羽,戴胜降于桑"三候,天气虽然还是乍寒乍暖,但毕竟"节令不饶人",伴随着自然节令的律动,阵阵春风已经吹绿了山涧路旁的杨柳,那些随冬令入睡的花木也竞相绽放开来,春意一片盎然,我想这大约就是生命周律与天体周律相约的力量,心里不由得涌出一阵激动、惊喜和对生命及大自然的敬仰!然回头望望那一片种植黄芪的土地,却还静静地卧着,并没有黄芪生出来的绿,心头又不免有少许的失落,因为原本是很想看看黄芪刚破土而出的绿苗的!随我一起的药农似乎看出了我的心思,便告诉我,因为天气还凉,黄芪破土出苗要等到五月份。接着,他向我讲起了他们种植黄芪的工序以及后来又如何加工和出售黄芪云云。并说,到了六月份,黄芪花就开了,开了的黄芪花淡黄淡黄的,就像一串串的小铃铛挂在黄芪茎叶间,挺好看的。不管怎样,这些从药农那听到的都是我从书本里难以体会的,听起来很是有味!此前,我是看见过黄芪的,不过大都是在秋季,那时的黄芪长得老高老高的,而在这样的节令和情境中又见黄芪,心中便不由得想就黄芪说点什么。

先说黄芪的名字,其中古今的变迁是很值得回味的。黄芪古称"黄耆",不知何时被医家改成了黄芪。在汉语中,《说文》说"耆,老也",《广雅》作"耆,强也",从文至医,故李时珍在《本草纲目》中对黄耆释名曰"耆,长也,黄耆色黄,为补药之长,故名"。李中立的《本草原始》也借用"耆"中"年高有德"和"历年久而性不燥"的文化语义,说"此药性缓如之,故得以耆称"。可见,之所以称作"黄耆",是用"黄"表示药材外在的颜色性状,用"耆"隐喻药材内涵的药性与功效特征,以名会意,寓意之深,很能令人进行文化与科学关联的思寻。与此相比,名作"黄芪","艹"为草木,"氏"作基底,上下偏旁相合象形地表示出了黄芪根须长入地底至深的形状,一个会意,一个象形,两者当有径庭之别。比较之下,顿时让我从一个细微之处觉察到古人心中那种值得称道的哲学和文化智慧及情怀。于此，如果问我，我大约是赞成因循使用"黄耆"的。

中医临床遣药组方，是很讲究中药的产地与炮制方法的，所以经典老中医开方子，其中的药味大都是三个字写成的，其首字要么表明产地，要么告知炮制方法，例如黄芪就要写"北黄芪""生黄芪"或"炙黄芪"之类。说到黄芪的产地，现在的中医药学界都公认，所谓"北黄芪"大约是指生长在晋北与内蒙古相邻的恒山山脉一带地域的黄芪。对此，我曾浏览过一些古中药学的典籍以探究竟，后方知有关黄芪的生长地在中药学的古代经典文献中是有很大变迁的。南北朝梁代时，陶弘景认为《神农本草经》自"魏晋以来，吴普、李当之等更复损益，或五百九十五，或四百四十一，或三百一十九，或三品混糅，冷热舛错，草石不分，虫兽无辨，且所主治，互有得失，医家不能备见"，故写了《本草经集注》，其中称黄芪"生蜀郡山谷、白水、汉中"，同时还说明了来自不同产地的黄芪所具有的品质差异。宋代苏颂写的《本草图经》大概是最早提到山西为出产黄芪之地，其中曾这样描述产于山西的黄芪：今河东、陕西州郡多有之，其皮折之如绵，谓之绵黄耆。到了李时珍的《本草纲目》，又说黄芪有"出陇西"者，也有"出白水"者，并有出陇西和出白水其药性功效不同的记载。只是至陈嘉谟的《本草蒙筌》，更进一步地把产自不同地域的黄芪分为上、中、下三品，也才有了"绵耆出山西沁州绵上，此品极佳"，并将其注为黄芪上品的记载。如此说来，关于道地黄芪的产地并非是一成不变的地域，而是有历史迁徙过程的，而这种产地迁徙的背后是黄芪生物学习性的变异，黄芪道地性中所包含的生物地理学和进化生态学意义便由此显示了出来。认识到这一点也许是有意义的，因为这有助于打破我们在进行黄芪道地性研究时已经固化在脑中的一些东西，从而用一个新的思维方式打开一扇新的"窗户"，去寻找包括黄芪在内的中药道地性的秘密。

再说黄芪的功效，记得很小学习中医的时候，第一眼读到和背记的中医书籍就是《药性歌括四百味》，其中关于"黄芪性温，收汗固表，托疮生肌，气虚莫少"的四言韵语，至今还能不假思索地背诵出来，可见自己对黄芪的印象之深！后来上了大学，开始系统地学习中医药学，从许多现代和经典课程中都再次从不同的角度学习到黄芪的药性和功效之后，方知我们的祖先对黄芪功效的认识远比《药性歌括四百味》所说的要精细、深刻和有广度得多。

据考，有关黄芪药性及功效在古中药典籍中的记载，在我国现存最早的中药学著作《神农本草经》中就有了，并且是将其列在草部的上经、上品之中的。从《神农本草经》开始至今，历代医家对黄芪药性、功效的认识都有所发挥。今天重新读来，仍会在心里激起更多的思考和启发。例如，对于黄芪的益气固表作用，以往自己只是知道表虚而自汗要善用黄芪，却不太了解其既能在"表虚而腠理不密"的时候"实卫而敛汗"，又可在"行发表而邪汗不出，里虚而正气内乏"的情形下"济津以助汗"而用以解伤寒之邪，气虚而难汗者可发，表疏而多汗者可止，可谓是"文武双全"之将！机体因阳气虚弱，常遭贼风偏中血脉而致手足不遂，此时，黄芪能通过益阳气以驱贼风。对于因阳气虚痈疡脓血内溃而不敛或阴疮不能起发者，黄芪均可托疮生肌而被历代医家尊为"外科疮家圣药"。黄芪虽属温补之药，然其药性既"善达表益卫，温分肉，肥腠理"，又能"使阳气和利，充满流行"，令"营卫气血太和，自无瘀滞"；黄芪的生用、熟用也很有讲究，用蜜炒能"温中，主健脾"，而对"痘科虚不发者，在表助气为先，又宜生用"，如此等等，不尽其例。正因为黄芪临证有如此多般的神奇妙用，所以，古医家称其既可行皮表益卫气而固表，又能走中州温补营分，还能入肾宫补升元气，实乃一味上、中、下三焦和表里功效兼备之药。《本经疏证》曾赞曰"黄芪一源三派，浚三焦之根，利营卫之气，故凡营卫间阻滞，无不尽通"，是令机体的生命之气源升、清流而自洁的药物，可谓形象而生动！可见，关于黄芪的功效，古医家留给我们的思维和研究空间远比我们今天已经做过的要广深得多！

说到此，总是有种意犹未尽而想要返回该文开头的感觉，因为作为有生命的药物，黄芪的功效在很大程度上还是要由其药材的种植或野生质量决定。这不由得让我思索起既历经悠久，又风靡世界的葡萄酒背后的农业哲学和科学。Cork Culture 是一家联合酒坊的创始人，他曾说，究竟什么是一瓶美酒和一瓶劣质酒的区别，说到底还是最好葡萄和劣质葡萄的区别，一瓶葡萄酒的品质更多地取决于种植园，而不是酒窖。因而他大力推崇和提倡葡萄种植的生物动力农业模式，这是一种多样化种植的花草树木和葡萄藤共生共荣、相互影响，并最终腐化、分解后又将生命元素带回土地的葡萄生长模式。我想，大概黄芪和黄芪的道地性以及古人将黄芪名作"黄耆"的原因也在于此！

（冯前进）

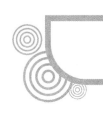

重读四磨饮

　　人生于人际，基于先天禀赋和后天获得互作而生的多态的众生性格和欲望，自有许多难以尽述的七情感伤。然七情感于身心，如同"圣人啬气如持至宝，庸人役物而反伤太和"，壮者气行而愈，弱者则气着为病。在人类文明演化和进化的历史长河中，大概中医药学是最早认识到七情可以感伤致疾的古典科学。利用"身心一元"的思维和认知方式，中医药学创造和建立了系统的关于七情感伤致病及其养生治疗的理论和方药，其中，用四磨饮治疗七情所侵就是一个很值得今人研究的方例。

　　早在上大学的时候就读过四磨饮，因四磨饮是一个充满文学和艺术味道又常常能激发人的文学和艺术联想的名字，当然更因为它所具有的独特功效和制剂之法，所以印象很深，至今没能忘记。也许是心理早期印迹的缘故，当我今天重新读起四磨饮的时候，竟然从心里涌出了许多的感慨！这其中既带有对四磨饮早期学习的记忆，也更多地包含了从那时的记忆中已经脱胎出来的一些新的体会和感悟。

　　四磨饮方首见于宋代严用和的《严氏济生方》，那时的方名为四磨汤，至清代的《成方便读》始改为四磨饮，而我新近重新读到它的时候是在《删补名医方论》中。在中医药学发展的历史上，历代医家立众方，公天下，医方各有发明，难计其数，其中自然有择焉未精或语焉未详者，幸好每一时代都有一些著名医家对以往的医方进行整理，"复推其立方之意，综其简要，删繁补缺，归于明显"，以集成名方相传后世，昭示来兹，就如《删补名医方论》《济生方》《古今名医方论》和《医方集解》等皆是。四磨饮能被集入历代许多医论方书，足见其确为一首效验良方及其在历代医家心目中的珍要地位！

　　在中国的传统文化结构中，大凡对珍要的事、物或人，人们常常会从中编造出一些被染上某种神秘主义色彩的传说，以满足他们祈望赋予珍要以"神权"并使之永恒流传于世的心底愿望，对于四磨饮也是一样。据传，四磨饮之方最初来源于北宋乾德年间一银须老翁为晋王赵光义儿子诊病疗疾。那时，晋王赵光义小儿子的胃肠一直不好,便张榜招医为其治病,因是官家子弟,所以自有许多"名医"纷纷前去献方,但均无效而终。一天,有一银须游翁揭榜前往王府,在经过一番望、闻、问、切之后,游翁从葫芦中取出四包家传秘药,并教御医用钵水磨后煎煮半个时辰,遂嘱患儿将药服下,立效继服,三日后病愈。晋王见游翁精通医道,就力挽他留于王府,好为王府家人养生疗疾并潜心医术研修。从此,四磨饮便成为王府常用御药,并继而传于民间广为应用,随后不断被载入历代医学名著,流传至今已有千年的历史。

四磨饮虽由四味药组成,然历代文献所载内容却有所差异,一说为人参、槟榔、沉香和天台乌药,一说为木香、沉香、槟榔和枳壳,探其究竟,有待考证。此外,在四磨饮的基础上,后世医家还加减衍生出了五磨、六磨以及清宫医案所载四磨五汁饮等类方,随证化裁,临证多有变化,然其变化之中却包含着相同的基本方义和方元。

在临床上,四磨饮主要用于治疗因七情感伤而见气上、气逆之证。气上当宜降之,故方用性如针石的槟榔和入水独沉的沉香以下气。气逆则宜顺之,因而方用乌药宣行十二经气分,又可助槟榔与沉香的下气之力。然七情所感而致气上、气逆,有因素体气虚难挡七情所感而伤者,所以方用人参辅其不逮,相须而行,既能助强轺投下气之药的功力,又可防止破耗之药损身正气和久投不应之后弊,其用药配伍严谨,方证之间,切切相应,细细品嚼,自可感悟其中之精妙,就如四磨饮本身制方以磨,"磨则味全"一般。

我们常说中医临床用药之神在于方,而方中之义,既重在七情配伍,且也要于制方之术。正因如此,中医药学基于独特的哲学思维和理论创造,不仅发明了许许多多的方,也创造了许许多多的制方技术和方法,而在其制方之术中,丸、散、膏、丹、汤众多,然唯用磨法,或以酒磨,或以水磨,仅四磨饮及其类方者是。四磨饮之所以在临床有屡验的功效,就在于其将用药配伍之精与制方之妙精妙地糅合于一体,正如王又原所云,四磨饮"四品气味俱厚,磨则取其气味俱足,煎则取其气味纯和,气味齐到",故能"效如桴鼓"。如此看来,关于四磨饮,期待今人阐明的并不仅仅是它的配伍,还在于其用磨的制药工艺。

"磨"在汉语中包含了"细思"和"精工"两方面的语义和语元,所谓"如切如磋,如琢如磨"(《诗经·卫风·淇奥》),"切磋琢磨,乃成宝器"(《论衡·量知》),"不曰坚乎,磨而不磷"(《论语·阳货》)以及"人之于文学也,犹玉之于琢磨也"(《荀子·大略》)。从"磨"的语义,"切磋琢磨",自然能读出其中所包含的思维科学和物理学意义,联想到乳化和均质等类似现代制药技术的发展及应用所取得的诸多成果,不能不对远古先哲发明并在四磨饮中使用的磨法工艺有深深的感叹,这实在是一个有如在"疏星斜月,淡烟轻絮"之中"回眸"的奇遇!

今日社会,世风不古,人受情感和欲望所感伤者众多,从四磨饮中汲取传统中医药学防治七情感伤的经验,进而创造出关于七情养生和七情感伤治疗的全新药物,这便是我重读四磨饮的一个期待!

（冯前进）

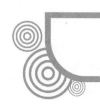

逍 遥 散

　　原先对"逍遥"一词的理解是很肤浅的，大约就是生活和工作的无拘无束、不急不忙或不急功近利之类。读过《说文解字》《广雅》，方知逍遥的本义乃心境致远而无近忧所扰，并非如原先想的那样粗放简单，正如《庄子集释》所言，逍遥者，是一种"调畅逸豫之意，夫至理内足，无时不适，止怀应物，何往不通"的精神和行为境界。如此看来，虽然我们在感叹人生时也常常提起和希冀逍遥，然逍遥并非每个人都能具而有之的。

　　我没有深入探究过究竟是基于千年历史上文史哲人对社会人生的主动理性认知，还是出于他们对世俗变迁的无奈和逃避，反正与"中和"文化基因相"偶联"，"逍遥"与"中和"作为同一个文化基因家族，深刻地编码于中国的传统文化结构中，表达出了很多中国人具有的基本社会性格及其行为模式。从古至今，无论我们心怀崇敬从古代经典名著中汲取哲学智慧，还是尽情畅享古典诗词异常美丽的文字和格律，抑或从传统中医药学中学习帮人理伤疗疾的技能，只要你有心，都能够深切地感悟和体味到这种文化基因在不同学科和处于不同境遇的人中各自相异的表达、存在和影响。《庄子》篇首的《逍遥游》千年流传，妇孺皆知，从中可体会出庄子"宁游戏污渎之中自快，无为有国者所羁，终身不仕，以快吾志"的精神以及"汪洋辟阖，仪态万方，晚周诸子之作，莫能先也"的文风，这无疑是一种"圣人无己"和"明至人之心"的人生境界。南宋诗人陆游一生饱受仕途和爱情挫折，曾写一首七律《逍遥》，映照出他对难以实现心中的爱国和爱情理想的无奈，并把因无奈而生的那份追索逍遥的情感描写得淋漓尽致。而读了中医药学，在领会了中医学的养生要旨无非就是修养逍遥之心，并对其经典名方"逍遥散"有了一个重新理解之后，我觉得，除了从古典哲学和文学中感受逍遥的文化韵律之美，传统中医药学以及她的逍遥散却为我们打开了一扇能从科技的角度认识、理解并实践逍遥的"窗户"。

　　逍遥散出自《和剂局方》，备受历代医家所推崇，并据证所变化裁出了许多加减类方,例如丹栀逍遥散、黑逍遥散之类。所以,长期以来,在学习中医药学的道路上,自己一直持有对逍遥散的好奇和对理解逍遥散的追索,而悉心学习历代医家对逍遥散配伍的阐释或注解,不仅让自己学到了其中严谨的方理及其配伍方法,也令我从中品味出了融在方理和配伍中的那种"至理内足,无时不适,止怀应物,何往不通"的美学风格。就说清代医家,长洲王子接当年习儒改医,一生严谨治学,医理本草兼通,居清初四大名医之列,其著《绛雪园古方选注》和《绛雪园得宜本草》在中医药学史上闻名遐迩,他曾借用庄子的逍遥经比喻逍遥散的作用,曰:"庄子《逍遥游》经云:'如阳动冰消,虽耗不竭其本,舟行水摇,虽动不伤其内。'譬之于医,消散其气郁,摇动其血郁,皆无伤乎正气也",其对逍遥散的阐释将文理与医理悄然地联系起来,真是奇思妙想之笔! 张秉成以"世所好尚"和"同道所趋竞"的初衷,择历代医家所常用之良方验方写就《成方便读》,其中基于方证对应机制对逍遥散的方理和配伍有一段十分精辟的阐述,"夫肝属木,乃生气所寓,为藏血之地,其性刚介,而喜条达,必须水以涵之,土以培之,然后得遂其生长之意。若七情内伤,或六淫外束,犯之则木郁而病变多矣。此方以当归、白芍之养血,以涵其肝,苓、术、甘草之补土,以培其本,柴胡、薄荷、煨生姜俱系辛散气升之物,以顺肝之性,而使之不郁",之后,更用一句"如是则六淫七情之邪皆治而前证岂有不愈者哉"反问之,释怀了他心中充满的那股对逍遥散方的赞美之情,读后真有一种受阻之急而后通的快感! 罗美"穷究开阖之玄枢,抉参同于符易,日与同志数公,旁搜远绍,始自汉代,下迄元明,无下百家,要归一辙,作用底蕴,颇能灿然",辑成《古今名医方论》,其中论及逍遥散时说柴胡既"一以厥阴报使",又"一以升发诸阳"而"达木郁",揭示了其方用柴胡之要,而这,似乎是我在所有关于逍遥散方解中看到的对柴胡之用最富美感的一个注解。

从理解中国传统文化结构中的逍遥文化基因和传统中医学中的逍遥养生理论及方法,到回读《太平惠民和剂局方》开出的逍遥散方并追索历代医家对逍遥散方理及配伍的注解,这都使我对凝聚在逍遥散方中的那些也许是至今我们还不甚了解的科学和文化要素有深深的迷恋。记起很多年以前,基于对心因性应激是许多心身性疾病发生和恶性转归的一个共性机制的认识,可能也是由于积聚在心中那份迷恋情结的驱使,我们曾开展了对中医药心因性应激反应调节技术的研究,期望从中医药学中找到能有效调节机体心因性应激反应的药物或方法,对此,想到的第一个研究对象就是逍遥散。那时候,我们用电击方法制造小鼠发怒的行为模型,然后观察逍遥散对实验小鼠愤怒行为的影响,结果,实验小鼠的愤怒行为被有效地抑制了。实验小鼠在被电击的情境下竟然变得"逍遥"起来,这一结果以及在这一结果背后可能包含着的许多东西让我们感到十分的惊奇!就是现在回想起来,都仍然觉得那是一个引人入胜的研究结果。令人鼓舞的是,从那时至今,有关逍遥散的中药化学、方剂化学以及多系统、多水平药理学的研究日益增多,这些研究结果,不仅逐步地印证出传统中医药学关于逍遥散的方理和配伍方法的真实和有效,也正在为今天乃至未来的生物医学和药物科学寻找可"令人逍遥"的药物提供先导的经验、理论和技术模板。

时下,技术的进步以及因此而引发的经济发展和社会变革,已经或将继续把人的工作和生活脚步推入"快车道",也因此,由于心因性应激而引发的心身性疾病愈益成为人类身心健康的重大威胁,而对于这类疾病的有效预防和治疗,或者当你走入极端而陷入精神疾病危机的时候,现代生物医学除了使用不断发展的心理学方法和技术,目前是尚无对应良策的,与此相比,传统中医药学却为我们指引了一条全新的解决之道,那就是以逍遥散等这类方剂及其治则为模板筛选全新的心因性应激反应调节药物,借助于这类药物,令人能在纷争的人生境遇中拨慢自己的生物时钟,这对于那些基于心因性应激机制而引发的许多疾病的预防和治疗当是极为有益的,而那,真是一件值得期待的事情!

(冯前进)

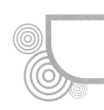

重 说 水 蛭

  在我的记忆中,一开始学习中医的时候读的有三本小书——《濒湖脉学》《汤头歌诀》和《药性歌括四百味》,那时候从《药性歌括四百味》中就知道水蛭了,至今还能隐约背起"水蛭味咸,除积瘀坚,通经堕胎,折伤可愈"这样如歌易记的药性来。因为现在对水蛭的理解与那时对水蛭的理解相比已经有了很大的不同,所以总是想重新说说水蛭,特别是水蛭研究背后的某些东西。

  在中国人的传统意识里,给人或给物命名常常是很讲寓意的,并不只像将其作为一个识别符号那样抽象简单,中药的名字也是如此。中药水蛭这个名称,就既说明了它的本性,"蛭,虮也。从虫,至声"(《说文解字》),又说明了它的生活习性,"弥六合,泽万物,而虾与蛭不离尺水"(《晋问》)。如此,与化学药的化学名比起来,这显然要有趣味得多。

  据说,古中国人是最早发现和记载水蛭及其医用功效的民族。秦汉时期,《神农本草经》就记载了水蛭具有主逐恶血、瘀血、月闭、破血瘕积聚、无子、利水道的功效,可见,发现水蛭并用其疗疾应该是比此更早的事情了。之后,历代医家对水蛭药性功效的论述及临证应用多宗神农之说,并不断有所发展。例如,南朝梁陶弘景提出水蛭具有"堕胎"作用,《本草经疏》说水蛭的堕胎作用乃"以其有毒善破血也"。唐代的《药性论》进一步强调了水蛭的逐瘀之功,谓其"行蓄血,血癥,积聚,善治女子月闭,无子,而成干血痨者"。陈藏器的《本草拾遗》首次记载用活体水蛭外治疾病,"人患赤白游疹及痈肿毒肿,取十余枚令唼病处,取皮皱肉白,无不差也"。孙思邈以一味水蛭酒送服,治疗"漏下,去血不止"。《本草衍义》又提出水蛭能"治折伤,坠仆蓄血",对此,《严氏济生方》就载"夺命散"一方,即以水蛭为主药,用以治疗"金疮,打损,高处坠下,木石所压,内损瘀血,心腹疼痛,大小便不通,气绝欲死"的证候。除了单味药的应用,水蛭还被用于方剂中以治疗某些妇科的疾患,例如,张仲景的"大黄䗪虫丸""抵当汤"、宋代《太平圣惠方》所载的"桃仁丸"以及《妇人良方大全》所载的"地黄通经丸"等,就都宗"神农"之说巧妙地应用了水蛭。

此外,古中国人还发明了蜞针法,"治痈疽初作,先用笔管一个,入蚂蜞一条,以管口对疮头,使蜞吮疮之脓血,其毒即散,如疮大须换三四条,若吮正穴,蜞必死矣,累试累效"(《外科精要》),这是利用水蛭喜吸食人血之性吸食瘀血、毒血以疗疾的方法,可谓巧妙之极!

中医药学用药,要么是植物,要么是动物,大都为有生命之体,探究其药性,中医药学常用的一个非常有趣的方法就是与这些生命之体的生物学习性联系起来做"取象比类"的研究,对于水蛭药性的认识也是这样。古人曾这样取水蛭之性形象地比类水蛭的药性,"其在生血之中,犹水中也,故生血不伤也。着人肌肉,即紧贴善入。其遇坚积之处,犹肌肉也,故坚积易消也"。清代主张中西医汇通学派的代表性医家张锡纯也曾赞誉水蛭说:"存瘀血而不伤新血,纯系水之精华生成,于气分丝毫无损,而血瘀默然于无形,真良药也。"

没有考查过究竟是由古中国传至古埃及还是由古埃及传至古中国,大约在公元 1 500 年以前,古埃及人也知道用水蛭吸吮放血可以缓解疼痛,之后,这一方法传到欧洲并在那里得到了更多的应用。甚至在历史上还有许多西医的整形外科医生利用水蛭消除手术后血管闭塞区的淤血,用以减少坏死发生,提高组织移植和器官再造(例如乳房)手术成功率的临床案例。

一个常常令人百思不解的事情是,最早发现水蛭药用功效的虽然是古中国的中医药学家,但从水蛭中发现并提取得到水蛭素的研究并没有首先发生在中国,而是在远离中国的欧洲。

以下是一份有关水蛭素发现和研究的小史:

1884 年,一位英国科学家海克拉夫特(Huaycraft)博士从水蛭唾液中发现有一种在当时感觉多少有些神秘的具有抗热效果的水溶性抗凝血活性物质。

1904 年,英国科学家成功地把这种抗凝血物质分离出来,并命名为"水蛭素(hirudin)"。

1955 年,德国科学家马克沃特(Markwardt)从水蛭头部分离出水蛭素纯品,从此,国外的药物科学家们对水蛭素进行了系统的生物化学和药理学的研究。

20 世纪 60 年代完成了水蛭素的氨基酸序列分析。

20 世纪 70 年代确定了水蛭素肽链的组成和一级结构。

20 世纪 80 年代完成了水蛭素二级和三级结构的分析。

1986 年以后,国外利用基因工程技术生产出了重组水蛭素。

1997 年重组水蛭素作为药物在德国上市。

从那以后,水蛭素作为一种极强的凝血酶活性抑制剂,广泛地用于各种血栓性疾病,例如静脉血栓、弥散性血管内凝血、外科手术后预防动脉血栓以及心脑血管疾病的预防和治疗。在西方,为了降低心脑血管疾病的发病率或临床突发事件的发生率,临床使用阿司匹林或肝素是常用的方法,但有一项研究表明,使用水蛭素的效果要远比阿司匹林或肝素好。所以,欧美的许多心脏病专家或学术组织都对水蛭素在预防和治疗心脑血管疾病方面的潜力和前景寄予厚望,并给予很高的评价。

正因为水蛭素及在水蛭中不断发现的其他生物活性物质所展现出来的巨大临床应用前景,所以,自20世纪80年代以来,养殖水蛭和从水蛭中提取分离生物活性物质以及利用基因工程的方法重组生产水蛭素在欧美国家正在成为一个备受关注的产业。

从远古时期中医药学关于水蛭药性的认识到现代西方药物学家基于中医药学的认识从水蛭中发现、提纯水蛭素,并实现基因工程重组生产,水蛭的研究已经成了一个国际化的课题。

从水蛭到水蛭素,无疑是对经典中医药学智慧的一个完美验证,但并不仅仅如此!无论在技术层面还是社会文化层面上,这个在中医药学从远古走向现代,从东方走向西方的进程中发生的故事都充满了值得更多思索和探究的问题。

（冯前进）

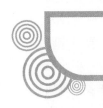

臭蒿涅槃

在农村，一年四季都有乐趣。春天里，记忆中最快乐的事就是换上净袄，挎个小筐筐，拎个小锄头出门给兔子刨绿草草了。野地里，最先泛绿的就是白蒿和黄蒿了，在路旁、山坡、林下、草地，四处都可以看到它们的身影。北方的早春，最初那一点点的嫩绿，总是这哥俩。他们相偎相依，形影不离。

中午一放学，相约几个小伙伴，撒丫子飞奔回家，拿上小锄头，四散到田野间，顶着暖洋洋的太阳，满地刨这些星星绿点。白蒿要是挖得多了，母亲便会择洗干净，撒上干面粉，和匀了，上锅蒸，我们叫它"扒烂子"。"扒烂子"出锅后，绵软可口，再剁一些田间小野蒜（中药名叫薤白），掰几段干辣子，用油一炒，那味道任何时候想起来都是满满的口水。长大后才知道，那蒸"扒烂子"的白蒿就是著名的中药"茵陈"了。

挑白蒿蒸"扒烂子"之前，那是一定不能带入黄蒿的。当然，对我们这些常挖野草的"高手"来说，辨认这哥俩也实在是小儿科了。白蒿有一股淡淡的清香。黄蒿，我们也叫它黄花蒿，那味道就不敢恭维了，又呛又臭，老百姓又叫它臭蒿，老远就能闻到它浓烈的气味。由于黄花蒿的味道实在太臭了，在村里那是人嫌狗不爱，人们只要在路边看到它，但凡勤快点的，都会顺手拔起来扔大老远。

在家乡，这臭蒿的主要作用就是熏蚊子。夏天将臭蒿割下来，拧成胳膊粗细的绳状，一条条挂起来晾干，我们叫它"艾摇"。夏夜，燃一截"艾摇"，一晚上相安无事。在那个连手电筒都没有的年代，"艾摇"还是村民夜行必备的照明工具。夜里走山路可以用它壮胆，吓唬狼虫豹子，就是互相串个门，手里也一定摇着一截燃着的"艾摇"来照明。

臭蒿还有个用处——止痒。如果被蚊虫咬了，可以就地揪一把臭蒿，用手揉搓出绿水来，或者用石头捣一捣，擦在虫子叮咬过的地方，止痒消肿。

人们讨厌臭蒿，并不仅仅因为它的臭味，主要是它实在太霸道了，天天和人类争地盘。庄稼地里只要它一涉足，几天之内就会反客为主，疯狂地占地盘。一块地,一年不种,就只剩下一人高的蒿了。一个院落,在夏天只要一个月没人住,就被它霸占了。看看历朝历代这些诗句:"蓬蒿遍地横征骨""蓬蒿芳处楚兰衰""蓬蒿翳荒宅""蓬蒿长没人""蓬蒿零落绕垂藤""蓬蒿荒径有馀愁",谁人喜欢过它呢!

时过境迁,谁又能想到,这个令人讨厌的臭蒿,竟然和诺贝尔奖联系到一起,打开了我国本土科学家获得诺贝尔自然科学奖的大门。

2015年岁末,那是中国科学界最振奋人心的时刻,中国科学家屠呦呦因为发现抗疟疾特效药物青蒿素而荣获诺贝尔生理学或医学奖。昔日的黄花蒿,那个臭蒿,竟然是含青蒿素的正品原植物。伴随着《诗经》"呦呦鹿鸣,食野之蒿"的诗句,黄花蒿华丽地登上了国际舞台。当我们还在不间断地投入人力在田地中无休止地拔除臭蒿的同时,另一边,青蒿素已被誉为"拯救2亿人口"的药物在联合国声名大振。

据世界卫生组织报告,全世界数10亿人口生活在疟疾流行区,每年约2亿人患疟疾,百余万人死于疟疾。面对疟疾疫情,我国国务院成立"523"攻关协作组,十年攻艰,创造性地研制出抗疟新药——青蒿素和双氢青蒿素,获得对疟原虫100%的抑制率,以青蒿素类药物为主的联合疗法成为世界卫生组织推荐的抗疟疾标准疗法。据世界卫生组织统计数据显示,自2000年起,约2.4亿人口受益于青蒿素联合疗法,约150万人因该疗法避免了疟疾导致的死亡。在西非的贝宁,当地民众都把中国医疗队给他们使用的这种疗效明显、价格便宜的中国药称为"来自遥远东方的神药"。

当2015年诺贝尔奖颁奖典礼的音乐在斯德哥尔摩响起,中国女药学家从瑞典国王卡尔十六世·古斯塔夫手中接过获奖证书的那一刻,青蒿素随之彪炳史册。

科学研究总是失败多,成功少。屠呦呦团队在无数次的实验失败后,反复阅读东晋葛洪的《肘后备急方》,"青蒿一握,以水二升渍,绞取汁,尽服之"。她发现青蒿抗疟是通过"绞汁",而不是传统的"水煎",她认为很可能是"高温"破坏了有效成分。基于《肘后备急方》获得的灵感,屠呦呦改用低沸点的溶剂乙醚提取黄花蒿中的有效成分。经过反复实验,1972年成功分离出一种无色结晶,并将其命名为青蒿素。

葛洪,这个千年前的职业炼丹家葛仙翁,他是否会预见那本放在胳膊肘后以备急用的小册子,竟成就了今天的诺贝尔生理学或医学奖。"呦呦鹿鸣,食野之苹。我有嘉宾,鼓瑟吹笙……呦呦鹿鸣,食野之蒿。我有嘉宾,德音孔昭……呦呦鹿鸣,食野之芩。我有嘉宾,鼓瑟鼓琴。"《诗经》中这么温馨浪漫的画面,为屠呦呦和青蒿的牵手,早就做好了铺垫。一夜之间,国人启动无限遐想,穷尽赞美之辞,并追溯到青蒿的古名叫"菣"(qìn),意为"治疗疟疾之草"。更有历代医籍记载,青蒿有清虚热、除骨蒸、解暑热、截疟、退黄之功效。

黄花蒿一夜之间华丽转身,但黄花蒿终归出身寒门,不是名门望族,尽管"青蒿"的名气已是如日中天,但它依然还是老百姓心中的"臭蒿",只不过此"臭蒿"更多地由嫌弃变成宠溺。

(刘润兰)

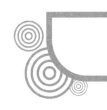

南山之桑

　　一说桑叶,我们马上会联想到白白胖胖的蚕宝宝,在几千年"农桑并举"的背景下,"一妇不蚕,或受之寒"。"桑"和"蚕"与中国文化的发展永远紧密联系在一起。在古人眼里,蚕是一种神圣的动物,吐丝成茧,幻化为飞翔的精灵,这是一个多么美好的生命轮回!丝绸也因此被赋予神秘、高贵的人文色彩,蕴涵着浓厚的哲学意味。

　　蚕桑是古代农业的重要支柱,蚕桑文化也就变成了汉文化的主体,古老的丝绸之路,叮叮当当的驼铃,将峨冠博带、宽袍大袖的大国气象浓缩在聚光灯下。桑梓,中国人家园的象征。"南山之桑,北山之杨",桑树成了《诗经》中出现最多的植物。

　　桑,又称若木,在周商时已经是宗庙祭祀的神木了。李时珍《本草纲目》木部卷三六木之三"桑"条引徐锴对《说文解字》的注解:"桑,音若,东方自然神木之名,其字象形。桑乃蚕所食,异于东方自然之神木,故加木于下而别之。"又引北宋苏颂《本草图经》语:"方书称桑之功最神,在人资用尤多。"

　　桑树还被视为生命起源之地。《吕氏春秋·本味》讲述了商代名臣伊尹身世的神秘传说:"有侁氏女子采桑得婴儿于空桑之中,献之其君,其君令烰人养之。"《春秋孔演图》说孔子也生于"空桑"之中。"空桑"象征着女性的子宫,先民将中空的场所视为孕育生命力量之地。

　　美国汉学家艾兰在《龟之谜:商代神话、祭祀、艺术和宇宙观研究》一书中说:"在早期文献中'空桑'是一个很常见的词(有时称作'穷桑'),它是神灵居住的地方;它也是作为地心(axis mundi)的宇宙之树(cosmic tree)。"

　　唐人欧阳询主编的《艺文类聚》卷八十八木部上"桑"条引《典述》:"桑木者,箕星之精,神木也。虫食叶为文章。人食之,老翁为小童。"这里说的"箕星"乃是风神,而风在古人心目中是宇宙之间流动的气,正如人的呼吸一样,象征着生命。认为虫食桑叶可呈现神秘纹样,而人食后可以返老还童。

　　桑叶被称为"神仙草",已具有上千年食用与药用历史。有"人参热补,桑叶清补"之美誉。在日本,人称桑叶茶为长寿茶,古籍《吃茶养生记》记载,喝桑叶茶可改善糖尿病。桑叶的食疗及功效在古籍《本草新编》中也有形象的记载:老男人可以扶衰却老,老妇人可以还少生儿。

桑椹历来被视为防病保健之佳品,2000多年前,桑椹已是皇帝御用的补品。经过时间的检验,原国家卫生部在1993年将桑叶认定为"药食同源"物种。值此,桑叶不仅具有较大的药用价值,作为普通食品食用,桑叶的安全性也得到了认可。2014年,有人将桑叶的芽头做成了桑芽菜,俘获了大批食客的感官。凉拌嫩桑叶、桑叶肉包、桑叶豆腐、桑茶饮料等,各种桑制品堂而皇之地登上了大雅之堂,且花样百出,价格不菲,大有蓬勃发展之势。桑叶因为富含人体17种氨基酸,粗蛋白,粗脂肪,又被称为"人类21世纪十大保健食品之一",成为人类绿色新食品源。

桑叶,宋代药用大辞典《本草图经》称其为"神仙叶"。《本草图经》详细地记述了桑叶的采制法:"桑叶,以四月桑茂盛时采叶。又十月霜后三分,二分已落时,一分在者,名神仙叶,即采取……煎水代茶饮之。"意思是,桑叶在四月和十月时采,十月霜打后的桑叶有三分,两分掉地上,残留在树上的一分即是"神仙叶",用于煎水代茶喝,可达到延年益寿的作用。《本草蒙筌》载:采经霜者,煎代茶,消水肿脚浮,下气令关节利;研作散,汤调。止霍乱吐泻,出汗除风痹疼。炙和桑衣煎浓,治痢诸伤止血。《本草备要》:采经霜者,煎汤洗眼,去风泪;洗手足,去风痹。桑叶、黑芝麻等分,蜜丸,名扶桑丸,除湿去风,乌须明目,末服止盗汗,代茶止消渴。《本经逢原》:桑叶清肺胃,去风明目。取经霜者煎汤,洗风眼下泪。同黑芝麻蜜丸久服,须发不白,不老延年。煎饮利五脏,通关节下气。煎酒服,治一切风。桑根烧灰淋汁,与石灰点面上风,灭痣,去恶肉。《中国药典》载:霜桑叶可疏散风热,清肺润燥,清肝明目。临床主要用于风热感冒、肺热燥咳、头晕头痛、目赤昏花等疾病。《中药大辞典》也载:桑叶有抗糖尿病作用。

桑叶内含有一种叫作1-脱氧野尻霉素(1-DNJ)的天然生物碱,这是一种强效 α-糖苷酶抑制剂,其吸收优于阿卡波糖,能抑制人体糖分的转化,抑制空腹血糖和餐后血糖的升高作用优于磺胺类药物,而发生低血糖和副作用的可能性大大低于其他降血糖药,并且使用1-DNJ可以不改变正常的饮食结构。桑树中的1-DNJ主要分布在桑树的叶、根和枝,以桑叶中1-DNJ含量较高,桑叶已经成为获取天然1-DNJ的主要原料。

桑叶中不仅含有1-DNJ,而且含有丰富的 γ-氨基丁酸和植物醇,其含量是绿茶的 3~4 倍,具有减肥、美容、降血糖的作用。

　　桑,与人类同行,经历了数千年的文化沉淀,终于从神坛走上了餐桌。春取桑枝、夏摘桑椹、秋打霜桑叶、冬刨桑白皮,甚至桑根烧灰也是良药。华人、华夏、中华,每一条纹路,每一个元素,都流淌着"桑"的乳汁,为了人类,它可谓鞠躬尽瘁。

（刘润兰）

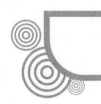

五　石　散

　　说到五石散，就不能不提"炼丹"这个话题。至于炼丹一事，大家最熟悉的应该是太上老君的"炼丹炉"了。但老君爷炼就的"仙丹"长什么样，大约只有仙界的神仙们和影视界的导演们知道，凡夫俗子怕是无缘亲见更无法品尝的。所以长生不老丹，永远停留在神话层面。但追求长生不老历来是人类的终极梦想，在人类参与设计制作的长生不老丹药中，排名第一位的"仙药"还数历史上流传最广、服食人数最多的"五石散"。

　　五石散也称寒食散，据传是西汉时期著名炼丹家、淮南王刘安从仙人八公手中获得的丹方，由丹砂、磁石、曾青、雄黄、白矾五种矿物炼制而成。服用后可长生不老，与仙人共居。最早提倡和服食五石散的是三国时期玄学家、魏国人——何晏。据史载，何晏容貌俊美、面容细腻洁白，魏明帝曹叡怀疑他擦了白粉，就故意在炎炎夏日下请他吃热汤饼。何晏吃得大汗淋漓，不停地用衣袖擦面，但是脸却越擦越白，"傅粉何郎"的典故便由此而来。明帝也因此相信了何晏是"天姿"白美。后来何晏娶了魏公主，拜为驸马都尉。

　　实际上，何晏并非"天姿"白美，而是服用五石散后的药物反应。五石散含有剧毒的砷化物砒霜，微量服用可以引导消化，促进血液循环，强健神经，补虚壮阳；一旦过量，就会导致砷中毒，表现为皮肤干燥起疹、生疮溃烂、精神恍惚、心跳悸动、知觉失常；有时还会出现消化功能衰退、胃部疼痛难忍；此时若再加大剂量，就会造成急性中毒，昏迷不醒，最后心肌麻痹导致死亡。

　　何晏服用五石散后，一时感觉精神振作，身体发热，血液沸腾，飘飘欲仙。当然这些中毒症状何晏是不清楚的，所以他在服食后，见人就推广：吃了五石散，不仅可以治病，还可以使人神清气爽。有了名人雅士的代言和推销，五石散如虎添翼，声名远播。一时文人、士大夫纷纷效之，服五石散成为社会热潮，千年不衰。史料典籍中，经常可以看到魏晋名士轻裘缓带、不着鞋履、飘逸如仙的记载，后世将这种无为洒脱的生活方式称为"魏晋风度"。殊不知，五石散为这种"装扮"作出了很大贡献。

由于初服五石散尝到了甜头,服食者很容易加大剂量,人性的贪婪和畸形的追求,使得各种麻烦接踵而至……士人们纵酒猖狂,高谈阔论不绝,觥筹交错不止,甚至一丝不挂不避来人,这种"特立独行",很大程度上是因为服用五石散后砷中毒所致。服石者的血液在燃烧,皮肤开始溃烂,他们亟须将体内的毒性和热量散发出去。所以在服药后开始吃寒食,洗冷水浴,喝热酒,外出游逛,裸奔,率性而为,放浪不羁。

魏晋以来,丧命于五石散下的亡魂数不胜数:西晋著名医学家皇甫谧因服五石散致残;曹魏时期名臣、著名地图学家裴秀,服五石散后喝冷酒而亡;晋哀帝司马丕,服五石散过量毒发身死;北魏道武帝拓跋珪,服五石散导致性格大变,猜忌多疑,经常诛杀大臣,被皇次子拓跋绍刺杀身死。

纵使亡魂遍野,也不能终止士人对长生不死的追求。到了唐代,炼丹术达到鼎盛,服食丹药所带来的弊端也日益明显。由于人性的贪婪和过度服用,五石散被迫贡献了自己的毒性,至此五石散饱受诟病。著名医家孙思邈也发现了五石散对人体的危害,重新炼制了"五石更生散",五石散才逐渐淡出历史舞台。"五石更生散"处方:炼成钟乳 2 两,白石英(细研,水飞过)1 两,紫石英(细研,水飞过)1 两,赤石脂 1 两,硫黄 1 两,海蛤 1 两(细研),防风(去芦头)1 两,桔梗(去芦头)1 两,桂心 1 两,瓜蒌根 1 两,细辛 1 两,人参(去芦头)1 两,干姜(炮裂,锉)3 分,防葵 3 分,白术 3 分。

五石散见证了魏晋士人的悲凉和无奈,时尚与痛苦,但它并没有因为魏晋的灭亡而彻底消失,而是一直在历史的长河中若隐若现,人们对五石散的好奇,大概更多是出于对率直任性、清俊洒脱的"魏晋风度"的追求和向往。

(刘润兰)

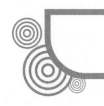

炼 丹 术

炼丹术，又称外丹黄白术，或称金丹术，约起于战国中期，秦汉以后开始盛行。《史记》记载，公元前135年左右，齐国方士李少君在皇宫为汉武帝炼制丹药。他用丹砂等药材炼制成丹砂的精华——"黄金"，然后服用。《管子·地数》云："山上有丹沙者，其下有金。"因为丹砂在自然界与黄金有共存现象，因此有人认为黄金是由丹砂变成的。

为何选用丹砂炼丹呢？大概主要因为它的颜色与血液相同。古人认为红色的丹砂是血气所化，代表着生命的不朽与永恒。而且，红色的丹砂加热后可变化成水银和硫黄，形体圆转流动；进一步加热又可得到红色的丹砂结晶，如此循环往复，完美地证明了"道"的永存。

晋人葛洪《抱朴子内篇·金丹》云："凡草木烧之即烬，而丹砂烧之成水银，积变又还成丹砂，其去凡草木亦远矣，故能令人长生。"术士们在炼丹过程中发现，丹砂与草木不同，不但烧而不烬，而且"烧之愈久，变化愈妙"。所以李少君等人视丹砂为"万灵之主，造化之根，神明之府"。丹砂率先成了炼制"仙药"的主角。

《抱朴子内篇·金丹》所列30种炼丹配方都有丹砂。如李公丹法："用真丹及五石之水各一升，和令如泥，釜中火之，三十六日出，和以石硫黄液，服之十年，与天地相毕。"

古人认为，丹砂是从吸收天地正气、日月精华的矿脉中采集来的，所以，丹砂无论在什么地方出现，都自带"纯阳之物、百邪不侵"的高贵气场。著名的"涂朱甲骨""侯马盟书""朱笔御批""丹青不渝"等，无一不与丹砂有关。

丹砂，即硫化汞，是硫与汞的无机化合物。炼丹家将丹砂加热后分解出汞，进而又发现汞与硫化合生成黑色硫化汞，再经加热使其升华，就又恢复到红色硫化汞的原状。丹砂炼汞和汞硫化合而还丹砂，实际上是属于化学的还原和氧化反应。

炼丹家将汞这种可以像水一样流动的液体金属取名为"水银"，确实形象而生动。春秋时代已有专门的水银池,用水银作随葬。到秦始皇时,文献载其用水银在墓中造成百川江河大海的地理模型,用来巩固他死后在全国的最高统治地位。后世用水银防腐昌盛不衰,他们或将水银纳入内脏,或放满棺内浸泡尸体,或注入尸体造成"尸蜡"。种种做法,只为达到一个目的——"永生"。

炼丹家通过抽砂炼汞法点化金银,这种"金银"虽然其色泽与金银相似,其实并非真正的金银,而是作为药用的合金,即药金、药银。在古代炼丹家看来,所炼神丹能否点化金银被视为修炼成功与否的重要标志。点金不成,需要按照卦爻变化调整火候,反复烧炼。

炼丹术持续了近两千年,修炼活动也极其神秘。一般认为,道教的十大洞天、七十二福地都是炼丹的绝佳场所,炼丹家选择有山泉的地方作为丹井,用来清洗药物和丹鼎。这些炼制出来的"仙丹",没有让一个人长生不死而成仙人。相反,因服食"仙丹"中毒暴毙者比比皆是。到明末,"炼丹术"逐步衰落,让位给"本草学"。

无心插柳柳成荫,"仙丹"没有达到预期的长生效果,"炼丹术"却孕育了中国引以为豪的古代发明,"化学在炼金术的原始形式中出现了"。四大发明之一的黑火药在唐代道家、金丹家的"伏火"实验中孕育出来。伴随着烟花爆竹,黑火药在北宋时期率先应用到战争中。英国李约瑟博士在《中国科学技术史》中称中国炼丹家乃世界"整个化学最重要的根源之一"。

一代代炼丹家薪火相传,将丹砂这种造型奇特、含蓄质朴的深山穴藏,提炼演绎成返老还童、起死回生的灵丹妙药。原本指望长生不老的"仙药",在"魏晋风度"的合力助推下,最终成了轻裘缓带文人名士的"催命符"。当生命如同绚丽的烟花消逝时,丹砂也因为它的危险与美丽成了一种特别的存在。

(刘润兰)

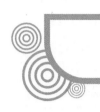

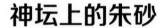

神坛上的朱砂

人们认识朱砂，大约不外乎开光、画符、炼丹、镇煞、辟邪、国画颜料、等等，大多数人一提到朱砂，多会产生一种敬畏心理。大概是那鲜亮的红色总是能让人联想到隆重的礼仪以及沸腾的热血吧！

自古以来，先民就对朱砂充满崇拜。早在距今七千年左右的新石器时代，先民们就发现了大自然这种神奇而瑰丽的造化物。他们开始使用这种棕红色、色彩鲜艳的彩石在陶器、木器上进行彩绘。到距今六千多年前的仰韶文化时代，就有在人头骨上涂朱的现象。此后又发展到在尸身某处或尸身上下撒满朱砂。夏商时代，墓底铺朱砂更为普遍，有的一墓就要用586.5kg朱砂。到周朝，朱砂直接用于绘画写字，人们用朱砂作颜料画图案于织物上，并开始用朱砂作涂料和调配朱漆。至此，这种"中国红"成为中国古代的主要颜料，沿用至今。

朱砂自带着高贵的血统，它总是和神明联系在一起。人们把朱砂磨成红色粉末，涂嵌在甲骨文的刻痕中，这就是著名的"涂朱甲骨"。1972年，长沙出土了我国已知画面最大、保存完整、艺术性极强的彩绘帛画，其中有不少图案是用朱砂绘制而成的。这些织物在地下埋藏了两千多年，织物的颜色依然鲜艳亮丽。同时，在墓中出土的大约成书于战国末期的帛书《五十二病方》中已经有了丹砂入药的记载。

朱砂，古书早期写作"丹砂"。《说文》云："丹，巴越之赤石也。象采丹井，一象丹形。"从甲骨文可以看出，"丹"字外形类似一口采丹井，一点表示丹砂在井中（丹）。一说"丹"是合体字，外形是矿井析沙的工具，中间像丹砂。"丹"的本义是红色的石头，后来引申为"红色"，又叫"丹砂""朱石""朱砂"等。

"丹砂"作为中药首载于《神农本草经》，并将其列为上品，又名"月砂"。《名医别录》始称为"朱砂"。我国是世界上出产丹砂最多的国家之一，主产地是贵州东部和湖南西部，以质好量大而出名。产出的矿砂多数运到湖南西部的辰溪，再转销全国各地。当时辰溪成为丹砂的主要集散地，"辰砂"一名由此而来。

秦汉之际的本草学著作《神农本草经》把丹砂列为上品第一,云:丹砂,味甘,微寒,主身体五脏百病,养精神,安魂魄,益气,明目,杀精魅邪恶鬼,久服通神明,不老,能化为汞。东汉初的简书也列有丹砂药,一些出土的东汉储药袋内也装有朱砂。以后历代本草均列有丹砂药,并有详细的药性说明。如南朝著名医药家"山中宰相"陶弘景在《名医别录》说:"丹砂,无毒。主通血脉,止烦满、消渴,益精神,悦泽人面,除中恶腹痛、毒气疥瘘诸疮。久服轻身神仙。"自此,朱砂被列为"上品第一药"高居神坛,成为不灭的神话。

这种神一般的存在,让人们更多地夸大或者忽略了它本身的存在价值。在唐以前,朱砂的地位就是长生不死的"神仙药",带着一身仙气,高贵而神秘。到了唐代,炼丹术达到鼎盛,服食丹药所带来的弊端也日益明显。唐代医家对于朱砂毒性的认识也越来越深刻,人们对朱砂的论述开始毁誉各半。如唐代甄权所著《药性论》指出:丹砂有毒,《本经》以丹砂为无毒,故多炼治服食,鲜有不为药患者;又指出,丹砂有大毒,镇心,主尸疰,抽风,澼除鬼魅百邪之神物,若经伏火及一切烹炼,则毒等砒砌,服之必毙。明确指出丹砂如炮制不当,其毒性就像砒霜一样会致人死命。唐代孙思邈《备急千金要方》:"凡汤中用丹砂、雄黄者,熟末如粉,临服纳汤中,搅令调和服之。"指出朱砂的应用是"临服"的时候才放入汤中的。

北宋的大型方书《太平圣惠方》中以朱砂命名的方剂多达 70 余首。其中对朱砂丸的描述:"治百病,利五脏,安魂定魄,养心益气,悦泽颜色,久服轻身不老延年。长肌肉,补丹田,聪明耳目,功力甚多。"方书中对朱砂的加工出现了水飞法,这种方法成为后世加工朱砂的主流方法。北宋宰相苏颂在《本草图经》中更是详细记述了丹砂的产地、性状、鉴别、品质等,为后人研究丹砂提供了翔实的文献依据。

金元医家进一步对朱砂的药性进行了总结。《医学启源》言:心热非此不能除。《汤液本草》云:乃心经血分主药,主命门有余。《活幼心书》描述朱砂的加工:先以磁石引去铁屑,次用水乳钵内细杵,取浮者飞过,净器中澄清,去上余水,如此法一般精制。此后,有关朱砂的应用与加工更加成熟。

明清医家充分肯定了朱砂的功效,他们对朱砂毒副作用的认识较为统一,认为朱砂中毒的主要原因是炮制不当、剂量过大、服用时间过长、服用方法不当或配伍不当等。如明·李时珍《本草纲目》曰:丹砂同远志、龙骨之类则养心气;同当归、丹参之类则养心血;同枸杞、地黄之类则养肾;同厚朴、川椒之类则养脾；同南星、川乌之类则祛风。可以明目，可以安胎，可以解毒，可以发汗，随佐使而见功，无所往而不可。清·张璐《本经逢原》指出：丹砂入火，则烈毒能杀人，急以生羊血、童便、金汁等解之。

现代药理研究表明，朱砂能降低中枢神经的兴奋性，有镇静安眠、抗惊厥、抗心律失常等作用，对金黄色葡萄球菌、链球菌有抑制作用，外用能抑制或杀灭皮肤细菌和寄生虫。天然的丹砂原本就有解毒防腐、治病养生的功效。古人用朱砂过滤井水，形成药井，祛病延年。生活中仅用水浸泡饮用便能治疗一些疾病。但因为朱砂有蓄积毒性，不宜大量服用，也不宜少量久服，久服有汞中毒的危险。孕妇及肝肾功能不全者禁用。目前一些国家和地区已明文禁止朱砂作为内服药使用，但历代文献均有内服的记载，临床当用与否，依然有必要做进一步研究。

历经千年，朱砂终于突破长生不老的神话圈，走下神坛。当炼丹的火焰渐渐熄灭，新一轮的朱砂崇拜又在悄然兴起。延续着朱砂开光、画符、辟邪、镇煞的传统，朱砂凭借着自己的血色浪漫，顶着开运、祈福、纳财的光华，作为一种吉祥物和高级饰品高调地与人类开始新一轮的肌肤相亲。

（刘润兰）

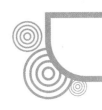

狗皮膏药

不知从什么时候起,"狗皮膏药"被江湖骗子绑架了。好端端一个享有盛名的中医传统外用药,愣是被江湖骗子搞得声名狼藉,沦落成一个臭名昭著的贬义成语。

我经常想,中药多了去了,为何偏偏绑架了狗皮膏药,是因为"狗"吗?直到有一天,我看到了狗皮膏的处方,惊讶之余,好像悟出点道道。

狗皮膏处方:

枳壳一两	续断一两	蛇床子一两
青皮一两	白蔹一两	当归一两
大枫子一两	桃仁一两	细辛一两
赤石脂一两	附子(生)一两	菟丝子一两
赤芍一两	川芎一两	陈皮一两
天麻一两	草乌(生)一两	青风吞一两
甘草一两	杜仲(生)一两	轻粉五钱
乌药一两	远志一两	儿茶五钱
牛膝一两	穿山甲(生)一两	公丁香五钱
羌活一两	香附子一两	樟脑五钱
黄柏一两	白术一两	没药五钱
补骨脂一两	官桂一两	血竭五钱
威灵仙一两	川楝子一两	乳香五钱
川乌(生)一两	僵蚕一两	香油二百四十两
木香一两	小茴香一两	黄丹一百两

以上四十三味（除香油、黄丹），共计三十九两五钱。

制法：将轻粉、儿茶、公丁香、樟脑、没药、血竭、乳香七味另研细粉，余药酌予碎断用方内香油泡浸五至十日，再置铁锅中上火，炸枯去滓，然后将油炼至滴水成珠，再加入黄丹，最后放入轻粉等细粉，混合均匀，摊于狗皮上，每张净重一两。

狗皮膏功能祛风散寒，活血止痛。其组方复杂，适应证广，不论是跌打损伤，还是老人腰腿疼痛，都是狗皮膏药的治疗范围。狗皮膏药在民间销售量很大，且疗效很好，以至于出现了专门卖狗皮膏药的人。这些人一般都是习武练功的，也有提着药箱、挑着狗皮膏药的长串招牌，沿街吆喝的。于是，卖狗皮膏药便形成了一种景观，烙上了各个朝代的印记。

狗皮膏药在使用时必须先在火上烘热，把黑药烘化了，然后趁热把药膏调和均匀，才能贴在身上。这时，你就经常会看到影视剧上那些龇牙咧嘴的表情包了，被膏药烫的！

据说狗皮膏药的发明者是八仙之一的铁拐李，大概是因为他身背着大葫芦，有治病救人的灵丹妙药，民间特别是医药行业更愿意把他当作狗皮膏药的发明者和祖师爷。而事实上，狗皮膏药也的确是一种疗效很好的中药外用剂型，尤其是对风湿痹痛、跌打损伤和肌肉劳损等疾病。

由于狗皮膏药使用和携带方便，疗效又比一般膏药好，且名气大得妇孺皆知。那些走江湖的人便常常假造这种膏药来充当万灵药骗财获利，当然疗效就不好说了。起先只是"卖狗皮膏药的"变成贬义词，用来比喻骗人的货色，再而后"狗皮膏药"也变成了一个骂人的词。又因为狗皮膏的黏性很强，贴上去很难撕下来，所以狗皮膏药又有了"讨厌"和"怎么甩都甩不掉"的意思。"狗皮膏药"的名声一贬再贬，简直生无可恋！

但狗皮膏药毕竟是一款流传了千年的消肿止痛经典老药方，它起效快，且无不良反应，即使是生存在夹缝中，也依然在美国、日本等国家得到广泛使用。但是，不管故事讲得如何神乎其神，有"狗"亲自参与的"狗皮膏药"已经从江湖上销声匿迹了。一则狗皮来源紧缺，二则人道主义上也不允许，"狗皮"自然会退出历史舞台。

古人用狗皮自有其道理。人们认为狗的体表没有汗腺，即"狗皮不通"。在酷夏时节，狗要借助长长的舌头来散发体内的燥热。用狗皮做成的膏剂，可以防止水分蒸发，软化皮肤，增强药物的渗透性。其实，狗身上是有汗腺的，但确实不易起到散热的作用。不管怎样，"狗皮不通"最终又演化成了"狗屁不通"，用来指责别人说话或文章极不通顺。这真是憋死狗了！

历经岁月沧桑，狗皮膏药的载药介质已经从最初的狗皮变成了油纸、帆布、无纺布以及更多的新型材料，狗皮膏药说没就没了。当真正的狗皮膏药成为传说时，"狗皮膏药""狗屁不通"这些贬义词开始广泛使用。

（刘润兰）

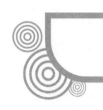

梦幻曼陀罗

在房前屋后、田间道边、河岸山坡等地方，总能看到一种枝叶扶疏、开着白花或紫花的植物，其花冠形如漏斗，花瓣状如百合，妖娆美丽，香气浓郁，高贵华丽，这就是中药界鼎鼎大名的曼陀罗。

曼陀罗，多么佛系的一个名字！相传释迦牟尼得道成佛和佛陀入灭之后，天空中降下曼陀罗花，而当佛说法时，天空中也会降下曼陀罗花雨。曼陀罗花是佛教中极为珍贵的一种花，是佛教的象征符号之一，曼陀罗在梵语中的意思是轮回圆满。佛教的很多器物和壁画上都有曼陀罗形状的图案。

《本草纲目》详细记述了曼陀罗的来历：当佛说法时，从天空降下曼陀罗花雨；而道家的秘籍却记载，北斗星有叫曼陀罗使者的，手执此花。我们可以想象，在西方极乐世界的佛国，空中时常发出天乐，芬芳美丽的曼陀罗花，不分昼夜没有间断地从天上落下，满地缤纷。

曼陀罗遍布于世界各地，它美丽妖娆，却不可轻易触碰。在西方神话中，曼陀罗则变成了十分邪恶的被诅咒的花朵，它剧毒在身，总是和死亡联系在一起，被赋予恐怖的色彩。

自古埃及始，曼陀罗的阴性力量总是四处都有知音，有一幅埃及壁画就描述古埃及人宴客时，把曼陀罗花果拿给客人闻，因为曼陀罗花果富有迷幻药的特性，故吞食可产生兴奋作用，出现幻觉而致命。

相传在古老的西班牙，曼陀罗花常盛开于刑场附近，麻木地祷告着生命消逝的每一个灵魂。古西班牙人认为，此花全株剧毒，千万人之中只有一个人能有机会看见花开，但凡遇见花开之人，她的最爱就会死于非命。雨果《笑面人》当中描述了狂人医生苏斯使用曼陀罗花的阴阳两性。

曼陀罗是茄科曼陀罗属植物，和茄子有亲戚关系。曼陀罗花又叫洋金花、大喇叭花、山茄子。它的果实叫狗核桃、毛苹果。关于曼陀罗，古今中外都认为它是诱惑性极强的花种，其花色大起大落，有白花曼陀罗、红花曼陀罗、紫花曼陀罗等种类，艳丽无比，身藏剧毒。

在我国，曼陀罗的名气主要传自三国时期的"外科鼻祖"华佗，当年华佗使用"麻沸散"，首创全身麻醉法施行外科手术。后人研究，其中主药就是曼陀罗花。据史书记载，华佗曾用酒服麻沸散做过肿瘤切除、脾切除、肠胃吻合等腹部大手术。《后汉书》记载："若疾发结于内，针药所不能及者，乃令先以酒吞麻沸散，既醉无所觉，因刳破腹背，抽割积聚。若在肠胃，则断截湔洗，除去疾秽，既而缝合，傅以神膏，四五日创愈，一月之间皆平复。"这与现代医学的外科手术程序非常相近。据日本外科学家华冈青洲考证，麻沸散的组成是曼陀罗花一升，生草乌、全当归、香白芷、川芎各四钱，炒南星一钱。所以说起曼陀罗，学中医的人可以说无人不知，无人不晓。

曼陀罗的叶、花、籽均可入药，味辛性温，有大毒。除用作外科手术的麻醉剂和止痛剂外，曼陀罗还可治疗多种疾病。其花能去风湿，止喘定痛，可治惊痫和寒哮，煎汤洗治诸风顽痹及寒湿脚气。花瓣的镇痛作用尤佳，可治神经痛等。叶和籽可用于镇咳镇痛。也有曼陀罗治疗蛇伤、狂犬病的记载。

由于曼陀罗花属剧毒，国家限制销售，特需时必须经有关医生处方定点控制使用。曼陀罗中毒，一般在食后半小时，最快 20 分钟出现症状，最迟不超过 3 小时，症状多在 24 小时内消失或基本消失，严重者在 24 小时后出现晕睡、痉挛、发绀，最后晕迷死亡。

曼陀罗全草有毒，以果实特别是种子毒性最大，嫩叶次之，干叶的毒性比鲜叶小。但因为曼陀罗有香味，而且艳丽妖娆，给人一种高贵华丽、神秘浪漫的感觉，常有人将它种植在花园、庭院中来美化环境。由于曼陀罗花香有致幻的效果，还可致癌，所以，种植在室内不合适，即便种在室外也要注意，以防小孩、路人近闻其香或误食中毒。

（刘润兰）

五、传统与现代

在人类思想发展史中，最富成果的发展几乎总是发生在两种不同思维方法的交汇点上，他们可能起源于人类文化中十分不同的部分，不同的时间，不同的文化环境或不同的宗教传统。

——德国物理学家 W. K. 海森堡

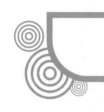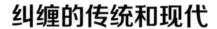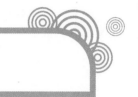

纠缠的传统和现代

在我的汉语印象中，纠缠常多用于描写人的一种失却文雅或礼貌的行为，大约是一个多少有些贬义的词汇，只是后来基于对了解生命量子机制的兴趣学习了一点量子力学，从那里接触到了"量子纠缠"（quantum entanglement）的概念，才重新对纠缠一词有了另一番了解。就像当初了解"混沌"这个词一样，"纠缠"便在我的印象中变得有些深邃起来！

追索纠缠的词义，方知除了用于描写人对人的搅扰不休，其自古以来还被用于表达各种不同事物之间一种交互缠绕的运动或存在状态。学习的多了，又知道这一运动或状态原本是广泛地和普适性地存在于从生命世界到非生命世界的宏至宇宙、微及量子的万物时空运动之中的，就像混沌那样，听起来似乎杂乱无章，但却独具规则和魅力。

在可考据的中国古代文献中就有许多关于纠缠的文例。《鹖冠子·世兵》说"祸乎福之所倚，福乎祸之所伏，祸与福如纠缠"，《鲜于公神道碑铭》说"既而吉凶纠缠，庆吊相随"，用纠缠表述了每个人多少都会碰到的人生境遇。《魏王子骞蜕首见紫气》的诗"晦明准天时，白黑互纠缠"则道出了时间的纠缠。感情、思维等心理过程更具有纠缠的性质，有许多歌曲或电影生动地描写了感情纠缠的故事，甚至有的干脆将作品的名称叫作"纠缠"。汉语中有许多典故或成语，例如"前思后想""浮想联翩"和"思绪万千"等也是纠缠性思维的生动隐喻和写照，纠缠性的思维有时候虽然让人不知所措，但有时候却是发明和创造的来源。此外，从20世纪80年代法国物理学家阿兰·阿斯佩（Alain Aspect）和他的同伴证实在微观粒子之间存在"量子纠缠"（quantum entanglement）的现象之后，纠缠便开始成为一个闪亮的自然科学名词，用于描述那些具有"鬼魅似的远距作用"，且无法分解为各自量子态之张量积的两个或多个量子系统之间那种特殊的量子态，并很快成为量子力学研究中的焦点领域。还有一个令人惊愕的现象是，纠缠也坚强地存在和经常发生在像传统和现代这样相当长的宏观时间尺度上，过去、甚至是遥远的过去发生的许多事件与现代发生的许多事件之间常常具有显著的纠缠特质。

传统与现代显然是一个时常被提及的话题,也常常被人无意识或有意识地加注上落后与进步的标签,于是,在人们的习惯性思维中,现代化成了一个时髦的术语,成了一种思维方式,甚至成了人们工作所追求的目标。

果真如此吗?

这一问题虽然多少透露出几分悖论意味,多少会令人感到几分尴尬,但有许多事例却可以帮助我们对此产生重新的认识和理解。

在现代,人对粮食高产的欲望催动现代科技发明了化肥并在农业生产中大量使用,这对人类食物链的安全构成了日益累积的威胁。为此,现代农业科技正在大力研究和利用豆科植物固氮的自然力量来恢复和提高土壤肥力,以减少化肥的使用量。目前,在西方发达国家,豆、禾本作物间、套、轮作已经并日益成为一种重要的农业生产模式,然这一模式在我国古代就已经得到了广泛的应用。这是传统农业和现代农业发生纠缠的一个例子。

物理学也是一个充满传统与现代纠缠的学科。从牛顿力学到量子力学,从发现宇宙间的四大作用力到寻求力的统一,从物质和能量到反物质、反能量、暗物质和暗能量等,物理学从经典一步一步地迈入现代,并且不断取得重大进展,然而经典物理学和现代物理学并没有相互取代,它们在各自的时空领域中都得到了成功的应用,甚至在物理学从经典向现代转变的过程中,传统和现代的交叉区域常常成为物理学创新发展的源泉,就像"波粒二象性""量子场论"等新的物理学理论都是从这一源泉之地诞生出来的。更有趣味的是,在物理学从经典走向现代的"旅途"中,还与"东方神秘主义"的许多远古的思想"相撞",构成了能够激发物理学家产生另类思考的学术边界。

在这个世界上,有许多东西是依靠人的智慧创造出来的,但有许多东西却原本就存在于人类生存和生活的地球上,是自然选择和演化的结果。如果按照传统和现代的标尺定义,那些原本的自在之物可谓是传统,而后来的创造之物当然是现代,可如果我们细心留意就会发现,有许多创造原来就寓于自在之中。有一个典型的例子是,在物理学前沿,科学家们目前正利用在微观粒子之间发现的量子相干机制力图创造使光系统能够执行"最有效路径"的量子计算、量子编码和量子信息传输,但正是在这一非常具有现代性的研究领域,科学家们却发现像这样的创造早就在生命系统中普遍存在。植物的光合作用、动物的嗅觉以及鸟类利用地球磁场进行导航的功能都巧妙地利用着量子相干的机制,而理解这些例子的意义不仅有助于物理学家更好地理解物理量子系统的量子相干机制,还在于由此有望开发出全新的仿生量子通信系统。自然传统中就已经包含了现代科技尚没有发现或正在研究的许多东西。

除了以上列举出的一些不同科技领域的例子之外,中医药学研究中的传统与现代问题更具有特别性。中医药学无疑是一个非常传统的科学,但中医药学的研究和应用无疑也会涉及现代的问题,甚至在很多时候,传统和现代还会成为中医药学研究和应用中的一个争论焦点。然而正是通过这样的争论,我们发现中医药学的传统和现代之间同样具有纠缠性。可以举出很多这样的例子:世界上第一个诺贝尔生理学或医学奖项目是破伤风抗毒血清,但这一发明的思想却源于传统中医药学关于"以毒攻毒"的理论;肾脏合成和分泌钙代谢调节激素的现代发现似乎与传统中医药学的"肾主骨"理论有许多相似;尽管网络药理学是药物科学的最新发展,但正是这样的发展凸显出了传统方剂学理论及方法的新价值,等等。

由此看来,传统与现代之间实际上并没有清晰可划的界线,我们也完全不需要为了满足自己的虚荣或炫耀心理硬为它们打上落后与进步的标签,反而更为重要的是,应该学会如何并善于从传统和现代的纠缠边界中创造出更新的知识和科学。对于中医药学的发展,我想更应该如此!

(冯前进)

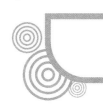

气与量子的梦想

在古中国先哲的哲学和医学思想中，人体和天体的运动是同一或统一的，而且都被一种相似和基本的力量支配着。或许是出于古中国科学家从来就未看到过这种力量的无奈，也或许一开始他们就认识到了这种力量原本就是无形的，古中国哲学和传统中医药学具象地用气这一就如云气蒸腾上升那样的象形字去表述这种神奇的力量。正如《素问·至真要大论》所述"本乎天者，天之气也，本乎地者，地之气也"；也正如明代医学家张景岳所说，盈天地间原本皆一气，而"气在天地之外则包罗天地，气在天地之内则运行天地，日月星辰得之以明，雷雨风云得之以施，四时万物得之以生长收藏"。由此，古中国哲学和传统中医药学建立了系统的和基于气交感相应的"天人合一"和"天人相应"学说，有关气的概念就也如同气本身一样，虽无形，然却深深地植根于中国人的骨子里，弥漫在自古以来的中国哲学、科学、文学艺术甚至是人们的日常生活中。

对于自然环境中的风雨雷电和温度变化以及四季七十二候的物候交替，自古以来的天文地理学者将其称为"气之候"或"气之象"，并认为是天之二十四节气运行的结果。在他们看来，只因"天有六气"，才生出"风、寒、暑、湿、燥、火"，也正因"天气下降，地气上升，天地交合"，方可"六节分而万物化生"，甚至在宇宙太初之始，亦是由于天体之气生化所致。唐代吴筠在《高士咏·混元皇帝》中载"玄元九仙主，道冠三气初"，前蜀杜光庭在《忠州谒禹庙醮词》中述"三气肇胎，九元裁质"，而《广雅·释天》则说"太初，气之始也，生于酉仲，清浊未分也。太始，形之始也，生于戌仲，清者为精，浊者为形也。太素，质之始也，生于亥仲，已有素朴而未散也。三气相接，至于子仲，剖判分离，轻清者上为天，重浊者下为地，中和为万物"，这些论述都非常精辟和唯象地阐释了气乃宇宙本原以及宇宙万物气、形、质相互转变间的那种"一刻而敌百年的造化之妙"。

天地如此，人合之、应之，故人亦如此，就像《素问·宝命全形论》所说，

"天地合气,命之日人"。据文献记载,把古中国哲学和天文学中"气"的概念引入古医学中的学者是秦代名医医和。之后,在隐喻思维模式的指引下,古代中国的哲学家和医学家基于天地间的气、形、质相互转变化生之理,形成了完备的关于人体之气及其气化学说,并由此逐步建立了唯象的传统中医药学理论和临床实践体系,从这个意义上说,传统中医药学的全部理论和临床实践"大厦"是建立在人体之气与天体之气相通、相应和相合而化的根基之上的,气及其气化理论简直可以作为全部传统中医药学的一个被简化了的模型。因此,我们说,除了在临床能有效地为人理伤疗疾之外,传统中医药学的另一个不朽贡献就是发现、解析并且圆满地实现了从天文学的"气之天体"到生物医学的"气之人体"的转变,阐明了它们之间的相似和相应机制,并且在这一机制中将天体与人体浑然相融。照此,人体俨然生在宇宙间的一个"气化为形,形以气充",并与天体之气随时相应运行和生生化化的气化之器。在传统中医药学看来,人体不仅生在于此,且病亦在于此,对病的预防或治疗还在于此。对于疾病的发生,传统中医药学建立了"百病皆生于气"的病机学说,建立了一套完整的具象辨识气及其气化状态的辨证方法,而对于疾病的防治,传统中医药学则认为,无论是用养生之法预防疾病或用芳草金石之药治疗疾病的要义均在调气,对此,清代名医徐大椿有一段寓意精深的论述,"凡药之用,或取其气,或取其味,或取其所生之时,或取其所生之地,各以其所偏胜,而即资之疗疾,故能补偏救弊,调和脏腑",这段论述虽然已时过境迁,但细细读来,其中精义却仍然可快乐自得,带给人许多新的感悟和启迪。

正因为中国人心目中对气有如此独特的认知,所以,除了在哲学和科学中建立了气及其气化的理论与应用体系之外,自古以来,中国人还把气的概念加以泛化,并广泛地用于社会、文学艺术乃至人的日常生活中:社会风气指人群体的社会行为模式或习惯;将所服药食之味称为药食的气之味;把人在特定条件下练就的某些特殊的功能称为气之功;将人的某些情绪变化叫作生气或发脾气;用气概、气节、气魄、勇气和志气等描写人呈现出来的那些具有多态性的精神和行为特征;王羲之在《记白云先生书诀》中关于"书之气,必达乎道,同混元之理"的叙述,把凝结在笔意墨香中的气韵之美舒展开来,令人能审视到深蕴于古代中国书法中的情致意境。

既然气及其作用有如此的遍历性和重要性,那么,它究竟是一种隐喻的物理或生物实在还是只是一个主观的臆想呢?如果是一种物理或生物实在,那我们能用现代自认科学的方法重新发现和定义它吗?这样的发现和定义有意义吗？多少年来，我常常这样问自己，也常常这样在心里上下求索。记得读大学的时候，第一次上《中医学基础》就接触和了解了气的概念，后来读了《黄帝内经》，又学习了《生物化学》等现代生物医学课程，基于比较性思维，那时就把气和生物能联系了起来，之后至今，关于气与生物能的思考一直是萦绕在我心中的一个难以释怀的话题。

在物理学中，能量是和物质的运动相联系的，不同的物质运动有不同的能量形式及其测量和计算方法。纵观物理学的发展，从牛顿的经典力学，到爱因斯坦的相对论力学，再到"寻找薛定谔的猫"和多出一个普朗克常数的量子力学，科学家们对能量以及物质运动的质能关系的研究愈益深化，这些研究不断地并越发令物理学家们相信，宇宙万物之间的相互作用归根结底是能量间的相互作用，不同物质运动之间存在特定的能量界面，物质间的相互作用就发生在这一特定的能量界面上。物理学家们还认为，能量是与物质运动的信息有序紧密联系在一起的，而令物理学家感到着迷的更在于，尽管在不同条件下伴随着物质运动的能量变化有不同的形式，但终究存在一种统一的能量把那些不同形式的能量统一起来，于是，基于量子力学，在物质运动的量子世界里寻找自然界统一的力或能量成为物理学的前沿课题，成了一个"幽灵"飘荡在物理学和物理学家的思想中。

与物理体系一样，生物体系内同样也存在不同的能量形式，就如以高能磷酸键储存的生物化学能、自由能、热能、生物电能、肌肉运动的生物机械能、细胞膜作为一个生物电偶极子形成的生物电磁振荡可能产生的生物辐射能、蛋白质分子中的激发态等，生物能量的产生、转移和转换是生命运动的核心。同样就像在物理学中发生的事件那样，生物物理学和生物量子力学的发展也使许多生物学家相信，生命运动特有的耗散结构一定会将这些不同的生物能量形式整合成一种统一的形式，并且这是生命运动之所以能维持高度的整体有序的基础，而这一统一的能量同样是深深地潜藏于生命运动的量子世界中的，是需要借助于生物量子力学的理论和方法在生物能量的量子态中潜心寻找的。

每当读到物理学能量和生物学能量的相关课程，总能体会出它们各自但却是相通的发展轨迹，也正是在这一轨迹的量子点上，让我有机会"邂逅"，然又似乎是重新遇见古中国哲学和传统中医药学的气和气化理论，它们在此呈现出来的那种多少都让人觉得有些传奇的相似性，使我豁然觉得气就是物理学和生物学家们致力寻找的，存在于宇宙万物间量子世界中的那种统一的能量形式。不过,就像量子力学目前还不能完成薛定谔著名的思想实验,不能确定薛定谔的猫在匣子里究竟是死去还是活着一样,至今或在未来很长的一段时间内,气仍然会是古中国哲学和传统中医药学留给我们的一个千古"悬念",把气与量子关联起来也将会是一个能诱发人丰富想象力的梦想。尽管如此,我们还是愿意相信,由此做出的解梦努力,最终会让科学家们在物质运动和生命运动的量子水平看到一个正如古中国哲学和传统中医药学所阐述的"天人合一"和"天人相应"的新世界。

(冯前进)

六、文医相通

　　与现代生物医学的文章著述中充满抽象逻辑不同,学习经典中医药学,从其文章著述中除了学到知识与技能之外,总会感受到一种具象的诗性美,而这种美的感悟却能加深对其知识与技能之真的理解。文医相通,既是经典中医药学的一个表述特征,也是其揭示医学之真的一种思维方式。

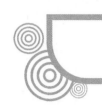

古典文学中的中医药

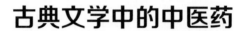

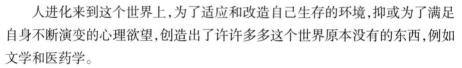

  人进化来到这个世界上，为了适应和改造自己生存的环境，抑或为了满足自身不断演变的心理欲望，创造出了许许多多这个世界原本没有的东西，例如文学和医药学。

  人生于世，总会涉及令人喜怒哀乐的人情世故，这些人情世故源于在不同情境、不同时间或不同地点与不同人的交际，也总会受到疾病的威胁，这些疾病或源于与人同生环境中的那些微小生物的"不满""报复"或"野心"，或生于自身的欲望和行为。于是，人创造了文学，用艺术编织语言和文字，用以写照和表达人触景萌生并放在心灵之中的那些不同和多变的情感、追求和希冀，发明了医和药的学术，用以拯救自己随时随地都可能陷于疾病的"水深火热"之中的身心。

  文学与医药学的形式虽然完全不同，但其中内涵的很多元素却具有同质性。古代中国的医家不仅用科学的思维，而且用艺术的眼光洞察天体、人体与疾病，从而在中医药学中将艺术和科学完美地融合起来，这在世界的医药科学中及其发展历史上是独一无二的。诵读中医药学经典，不仅能从中学习医理和治病之法，而且常常也可以读出丰富的诗性意境，并从中感悟人的生命，领略天体的运行以及寓于在"天人相应"与"天人合一"之中的混沌之美。因文学无非就是用艺术和非理性的眼光观察和体验人情世故并将其用艺术的语言和文字表达和表现出来，所以，大约与中医药学相同，古代中国的文学家在许多经典文学名著或民间流传至远的诗戏杂剧里也濡染了丰富的中医药学知识，在进行人和事的文学刻画时对中医药有淋漓尽致的描写。意识到文学与医药学的同质性并将它们巧妙地联系在一起，是中国传统文化结构的一个特质，而在文学意境里读中医药学，与从专门的中医药学著作中读中医药学有所不同，它常常带给人许多别样的感受和思考。

  《金瓶梅》在中国小说的发展历史上是一部被后世称为"奇书"的世情小说，其"文心细如牛毛茧丝，凡写一人，始终口吻酷肖到底""结构铺张，针线缜密，一字不漏"，实"非寻常笔墨"。其中有一回是写李瓶儿"病缠死孽"以及西门庆请任医官为她诊病服药的事，说李瓶儿"一者思念孩儿，二者着了重气"，所以"把旧病又发起来"的描写，不仅富有文学的生动，也揭示出了李瓶儿生病的缘由。

《红楼梦》无疑是中国文学史上最为经典和极具魅力的文学名著之一。从清代曹雪芹创作《红楼梦》并流传至今，不同时期或不同的读者常常会从中做出截然不同的"红楼之梦"，就如经学者发现易，道学者读出淫，风华才子体会言情缠绵，历史学者透视封建史学，而流言者却从中传闻宫闱秘事，等等，我想这也许正是《红楼梦》的博大和精深之处以及之所以后有"红学"的一个理由。《红楼梦》描写人生的"悲喜之情，聚散之迹，而人物事故……盖叙述皆存真，闻见悉所亲历，正因写实，转成新鲜"，娓娓道来，精致无比，然其中也有像"金寡妇贪利权受辱　张太医论病细穷源"这样用文学墨笔触及中医药学的精彩章回。贾珍欲请张先生为秦氏诊病，乃因张先生是"幼时从学，学问渊博，更兼医理极精，且能断人的生死"的名医，这大概就是古人乃至今日的民众在患病时特有的那种"仰仗高明，以释下怀"的心理期待，也是一个高明的老中医留在人们心中的影像。封建体制下，官商富家，文人郎中，当有贵贱之分，所以受到名家府邸的约请，张先生自然有许多心思，他说因一天拜客劳累，"此时精神实在不能支持，就是去到府上也不能看脉，须得调息一夜，明日务必到府"，又说自己"医学浅薄，本不敢当此重荐"，由此反映出张先生内心持有的文化谦卑，也说明中医诊病强调心智的道理，先哲教导"医者，意也"也即如此。接下来，作者便描写了张先生诊病处方的过程。先是与家眷的礼教客套，然后为秦氏把脉述证，遂断其为"心性高强，聪明不过的人"，然"聪明忒过，则不如意事常有，不如意事常有，则思虑太过。此病是忧虑伤脾，肝木忒旺，经血所以不能按时而至"，并提醒秦氏的婆婆说"从前若能够以养心调经之药服之，何至于此！这如今明显出一个水亏木旺的证候来。待用药看看"。于是，写了"益气养荣补脾和肝汤"的方子递与贾蓉，还叮嘱说，"大爷是最高明的人，人病到这个地位，非一朝一夕了。吃了这药，也要看医缘了。依小弟看来，今年一冬是不相干的，总是过了春分，就可望痊愈了"。这般描写，既有对医生医术及其行医心思行为的微细体察，也有对患者生病原因、医生诊病过程并辨证处方的形象描写，如情志所伤的病因，因天人相应而就的疾病发展转归，还有未病养生的道理，医理详尽，言辞如实，如所亲历，细细读来，令人难以释怀！

除了小说,在明清时代,中医药学的医理药性也被编成戏剧流传,就如清代康熙年间文学大家蒲松龄所作《草木传》,乾隆年间儒医郭秀升所作《药会图》等,这些药性剧展数百味中药于"舞台",将药之名称及其补泻寒热、攻表滑涩之药性拟人化,识其药性,拟识其人,用药譬之行兵,群药如群人相会,刚柔相济,随意(医)调度,取象比类,奇正变化,很是壮观!在中国古代的科学技术发展史上,还没有哪一门科学像中医药学这样能够被"戏剧化",实为一枝独秀!

诗不仅是中国文学的一种常用体裁,而且可以说是中国传统文化基因的品格。"诗可以兴,可以观,可以群,可以怨,迩之事父,远之事君,多识于鸟兽草木之名",中国人多用诗诉情话意,似乎"不学诗,无以言"。因故,在中国文学和文化演变的历史上,记载和流传有难以尽数的诗篇,这其中,《诗经》记"山川溪谷、禽兽草木、牝牡雌雄",该是中国最早的诗集,其中所记中药虽未及药用,但闻其名,花草人情相牵,却是别有一番玩味!

提到古典文学中的中医药,并无别意,只是想说出中医药学与其他学科相比所具有的一个比较特别之处,并告诫自己也提示给要学习和想学好中医药学的人读一点古典文学的意义罢了!

(冯前进)

七、中 医 英 译

　　中医药学虽然是中国的,但必然会走向世界,于是,如何把中医药学,特别是经典中医药学翻译成英文就成了一个值得研究的问题。"五行"的相互作用在非线性动力学的意义上可构建出一幅具有混沌和分形美的图像,而在混沌和分形之中,又包含了复杂的生命运动规律,可如果将其分别译为 Metal、Wood、Water、Fire 和 Soil 还能表达出这样的意义吗?

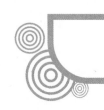

杂 说 翻 译

因为参加了一个与中医药学翻译有关的学术团体,向翻译学者学习的机会多了起来,也就激起了自己对翻译和翻译中医药学问题的兴趣,并有了一些业余时间的学习和感悟。

对于翻译,我们总是说"翻译",习于旧贯,多以为常,然实际上"翻"和"译"的语义却是不尽相同的。"翻"为即时情境下的双向口语转换,而"译"则不仅指书面文体在不同语种间的单向转换,还包含了与"译"的行动相关的某些更多的语义,例如"传也""解释或阐释",与"择"相通,从而将"译"的功能和目的也寓于在"译"中,在语义文化上实现了行动、功能和目的的完美统一,为学者理解"译"并对其进行领悟和想象思维留出了充分的空间。与英语相比,"翻"和"译"与 interpret 和 translate 的语义虽然极其相似,但在语言使用上其间却有很大差异。在英语的语境和文化框架中,interpret 和 translate 从思维到实践都被清晰和严格地区别开来,而在汉语的语境和文化框架中,"翻"和"译"却常常是组合表述的。实际上,只要稍加留意便不难发现,将具有相同或近乎相近语义的字或词进行组合表述是汉语非常普遍的语言格式,由此映射出了中国人思维方式的某种杂泛性和模糊性。

翻译是人类进行跨语际和跨文化交流的媒介,既然是跨,就难免有相通却不尽相同之处。"信、达、雅"是翻译的准则和目标,但在翻译实践中,除了具体和具形的客体可以实现跨语际和跨文化的一一对应外,那些被生命进化和系统发生规则决定于不同生物地理圈中的人的思想和观念中的东西,就像用以表达宗教、思想、政治、意识形态等抽象概念以及不同民族所特有的一些"另类"词语,就很难如此了,对此,尽管翻译可以在不同语际和文化之间选择并确认相应的词汇进行表述,但在分割于两种不同语言和文化之间的人的思维世界中,他们对这些词汇的理解却常常"南辕北辙",令人困惑。例如,中国人情怀中的和中国文学家笔下的"悲剧"与西方人情怀中的和西方文学家笔下的 tragedy 有着很大的差异,因故,当西方人用 tragedy 的眼光或中国人带着悲剧的情怀互相评论悲剧文学的时候,他们是很难把冯梦龙笔下的杜十娘和小仲马笔下的茶花女等同起来的,以至于令很多西方学者认为中国古代文学并没有严格意义上的悲剧,而中国学者对西方的 tragedy 也多不以为然。一个"另类"词语翻译的例子是,究竟应该将"馒头"按照"名从主人"的原则译为"mantou",还是硬要从英语中寻找到对应词语将其译为令西方人难以想象的"steamed bread"?周克希无疑是一个认真的翻译学者,他在翻译法国名著《小王子》的时候,对于一个法语词汇"apprivoiser",从依据词典翻译为"驯养"到"养服",后改译为"跟……处熟""跟……要好",又回译到"驯养",几经修改,不厌其详,然最后还是提出来"愿意把这个词的译法当作一个 open question",请大家有教于他。"topology"的翻译是一个值得仿效的例子,当西方有了"topology"并引入中国的时候,学者们曾企图在汉语中找到对应的词语而将其译为地志学、形势几何学或连续几何学等,但在后来的《数学名词》中,大家还是一致同意将其音译回拓扑学。可见翻译真是一种需要"精雕细琢的工艺"。诸如此类,我想这正是存在于人类不同文化的交流和认同之间的一个症结和障碍。同样,因为传统中医药学是在古代中国的土壤上生长出来的一门深深刻着传统中国文化印迹的科学,所以当我们今天力图用英语向世界传播中医药学的时候,其在翻译中遇到的尴尬和令人误解的地方更是比比皆是,就像将"五行"译为"five element",将"血"译为"blood"等。很多年以前,自己曾发一拙文,谈论准确翻译中医药学与我们国家传播中华优秀文化和沿着"丝绸之路"开展中医药外交的问题,现在回想起来,仍然觉得深有意义。

除了是一种语言工具,翻译同时还是一种能够实现时空和对象转换的思维方式,学会并巧妙利用这一思维方式,常常会令人生出一些意外的发现和创想,或读懂许多自己不曾明了的人物和事物。

人与人会有深深的年龄代沟,对于同一事物,孩童和成人常常会有不同的想象和理解。法国文学家安托万·德·圣 - 埃克苏佩里为成年人写了一部著名的童话《小王子》,他认为成年人不应该忘记自己起先都曾经是孩子,所以应该要读懂孩童之心。这样,你在《小王子》中就会理解小王子画出来的一幅蟒蛇消化猛兽的画的含义,而绝不会将其认作一顶"帽子"。成年人理解童话同样是需要有翻译思维的。

除了生动的文学和人生,翻译思维的意义也延伸在严谨的科技之中。计算机所展现的巨大魅力就在于科学家将自己的思想翻译为计算机语言,而计算机语言的出现彻底消除了人际对话与交流的某些"虚伪"和"箍咒",为人类的工作和生活创造了另一个世界,且已经并将继续对人类思维方式和脑的生物学进化历程产生深远的影响。这是人类语言及其语义进化演变的一个生动例子。此外,翻译也是生命在分子水平普遍利用的一种机制,把 mRNA 中的碱基序列翻译为蛋白质分子中的氨基酸序列,使得生命能够准确无误地按照遗传信息构筑后来生命发育的结构和功能。翻译作为基因表达的一个重要环节,受到从分子水平到系统水平的多个生物学科的重视,甚至还有许多生物医学家把饱含在心中的预防疾病的希望寄托于找到对遗传信息从 mRNA 到蛋白质分子这一翻译过程的有效调控方法上。可见,与语言学中使用的翻译相比,在自然科学那里,翻译是一个更有魅力的概念。

杂七杂八说了许多,站回中医药学的立场,无非是想借此说明翻译中医药学的意义。翻译中医药学不仅是语言层面上的,就像把中医药学翻译为英语,但也有科技层面上的,例如把传统中医药学翻译为现代中医药学,对此,正确地应用翻译思维是十分必要的。

(冯前进)

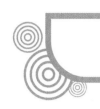

翻译"脏腑"

据说一百多年以前,中文和英文中并没有"基因/gene"这个词。那时候,在遗传学研究领域,科学家们都使用遗传学家孟德尔提出的"遗传因子"(hereditary factor)的概念,只是到了1909年,丹麦生物学家W. Johannsen才基于希腊文"gen-"(源)创造了"gene"一词,随之,中文将其谐音翻译为基因,从那以后,"基因/gene"便逐步成了举世生命科学研究中的一个非常具有革命性和标志意义的概念及词汇。把"gene"翻译为基因(或反过来),无论是从科学还是语音和语义学的意义上,都雅、信、达兼备,可谓是巧夺天工,简直就是英汉科技词汇翻译的一个范例。几乎所有的中西方学者都认为中西方文化有很大的差异,但由此却生动地折射出了它们在另一面存在的同源性。

从"gene"到"基因"的翻译说明,虽然科学研究是产生新思想和新概念的源泉,然科学家怎样选择文字以更准确地表达这些新的思想和概念以及在跨文化领域如何更准确地翻译这些文字常常是一个非常重要且十分有趣的问题。这一问题或许具有普遍性,但对于传统中医药学的现代发展及其跨文化交流来说则更是一个有着特别意义的课题。

传统中医药学中蕴涵着许多不断被现代科学验证的哲学思想及新的生物医学理论和方法,创造了许多与现代生物医学不同的经典概念,例如脏腑、经络、阴阳、五行等。如何准确地翻译这些概念?这不仅是传统中医药学现代化和国际化发展的需要,是现代生物医学不断发展的期待,而且对于中西方文化基因的交流融合也能发挥不可替代的作用,就像将"gene"翻译为"基因"实现了中英文科学和文化语义上的互通,把"McDonald's"翻译为"麦当劳"在传播西方快餐技术的同时也完成了西方文化基因向中国的转移一样。

以脏腑为例。

按照传统中医药学的理论,脏腑乃是精、气、血、神的生发和运行之器,机体全部的生理功能均是精、气、血、神在不同脏腑中生发、运行并相互作用的结果。古时的中医药学家之所以将这些生理功能之器分别称为脏和腑,是源于

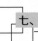

他们认为脏腑的语义足以承载中医药学所认知并希望表达的那些生理功能。

在汉语中,脏,通"藏",藏是一个形声字,臧声,本义是把谷物保藏起来。从古至今,谷物无疑是人生活中最不可或缺的物质,后来也逐步引申为保藏除谷物之外的各种珍贵的东西,例如钱财和经典文书等,所谓"凡物善者,必隐于内也"(《说文解字》)。腑,通"府",也是一个形声字,从广(yǎn),与房屋有关,本义为府库,如《说文解字》说府为"文书藏也",《淮南子·时则训》解府为"开府库,出币帛",可见"府"与"藏"有大致相同的语义。有藏必有出,此乃天经地义。所以,中医药学将其合而为"脏腑"用以表述机体精、气、血、神从中升、降、出、入的运动以及由此而现出的功能。将两个具有相同或大致相同语义的字合起来,构成一个用于表述同一概念且读起来更加生动的词是中文构词规则的一个鲜明特征,这映射出了中国人心中对语言美的追求和"循环论证"的思维方式。

中医药学之所以用"藏府"来表述机体精、气、血、神从中升、降、出、入的运动以及由此而现出的功能,除了基于脏腑原本的语义,其中一个另外的原因可能与中医药学"医相相通"的隐喻思维有关。在古代,"藏"或"府"曾为皇帝设定的官吏职位,用以管理水、火、金、木、土、谷等六类必须要保障入藏出用的生活资料,这些官员所在的机构就称为"六府",所谓"天子之藏府"(《宋史·天文志》),"府,藏货也"(《玉篇·广部》),"天子之六府,曰:司土、司木、司水、司草、司器、司货,典司六职""(六)府,主藏六物之税者"(《周礼·曲礼下》)。据《尚书·大禹谟》等记载,"藏"与"府"的设立,大约在夏朝就有了,至商周时期日趋完善,而中医药学正是通过"医相相通"的类比隐喻,将"天子之藏府"用于表述"生命之藏府"的。正如《黄帝内经》所说,"余闻上古圣人,论理人形,列别藏府"(《素问·阴阳应象大论》),"所谓五脏者,藏精气而不泻也,故满而不能实;六腑者,传化物而不藏,故实而不能满也"(《素问·五脏别论》)。读起这些表述来,很有与"天子之藏府"相通相似的一番意味!

这大约就是中医药学"藏府"概念语义文化的起源和来由,用心追溯并明了脏腑一词的起源和由来,无论对于我们今天从科学意义上翻译脏腑,还是从语言学意义上翻译脏腑都是必要的,因为它既可以为我们从科学意义上翻译脏腑指示非同寻常的研究方向,也能为从语言学意义上更准确地翻译脏腑提供语义和语义文化依据。

目前,从语言意义上翻译脏腑有多种方法,最早的翻译方法是分别将脏和腑译为 viscera 和 bowels。根据英语的本义,viscera 是身体内部器官,例如心脏、肺脏等的总称,而 bowels 则特指小肠和大肠,这种译法很有几分约定俗成的味道,甚至世界卫生组织关于西太平洋区域传统医学国际标准术语亦选用 viscera 和 bowels 作为脏腑的标准翻译。也有学者以 solid 和 hollow 区分脏与腑,将脏腑分别翻译为 solid organ(s)和 hollow organ(s)。根据中医学有关脏属阴、腑属阳的描述,甚至有许多西方的学者,例如 Ted J. Kaptchuk,干脆简单地将西方医学使用的 organs 与中医学的阴阳概念混合起来,将脏、腑分别翻译为 yin organs 和 yang organs。与这些译法相比较,Paul U. Unschuld 先生算得上是一位很有灼见的翻译家,他主张在翻译脏腑的时候,应该真实地还原中医药学原来的隐喻,于是,他也模仿中医学的隐喻方法将脏腑分别翻译为 depot(s)和 palace(s)。

这些翻译脏腑的方法虽然各有其理,但与传统中医学脏腑原本具有的科学语义和文化语义却相距甚远,都难以准确地表达传统中医学脏腑所包含的科学和文化意义,甚至会让非中医学者将传统中医学的脏腑与现代医学的器官混淆起来,造成在传统中医学和现代医学交流道路上"脏腑"与"器官"相遇的尴尬和困惑。

语言是一种很奇妙的工具,是大脑发育和进化的产物。分布在地球上不同地域的民族创造了不同的语言。据语言学的研究,人类起初的语言很简单,只有具体的名词以表述自己所接触到的静体之物和简约的动词以表述自己想或做的行动,这足以满足自己生存的需要,有学者将这样的语言形容为"电报式语言"。后来,随着大脑的进一步发育和进化,人生出了许多在心理上无穷变化的欲望,而为了满足这样的欲望,人才创造了抽象的名词、更复杂的动词以及介词和形容词之类以便为这些名词或动词进行修辞,并发明语法把不同的词按照一定的序列连接起来,以承载基于无穷变化的心理欲望而无穷变化的思想内容。在这样一个语言进化的历程中,与源于西方的英语相比较,汉语强烈地表现出了自己特有的"性格"。凡字、词甚或句子均可以实,以"从其体之静",然亦可以虚,以"从其用之动者以意遣之",实虚结合,把丰富的语义潜藏于联想之中。仔细想一想,脏腑的概念又何尝不是如此呢?

如此看来,就翻译脏腑而言,我们还有许多事情要做,包括科学的和语言学的,也许有一天,我们能够找到一个就像基因(gene)一样的翻译方式,把脏腑的概念在中英文之间完美地统一起来。

(冯前进)

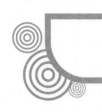

肾、Reins 和 Kidney

　　记得走进大学刚开始学习中医学的时候,学习的课程不仅有中医学,也有现代医学。从中医学课程接触到"藏府",又自现代医学课程了解到脏器。在现代医学课程里,因为有解剖学、组织学,所以,它给我的脏器概念是具形的,于是一开始便把对脏器的认识建立在了形态感知的基础之上。与此不同,中医学课程中的"藏府"概念却是无形而具象的,需要用另外的眼光和不同的思维方法学习认知。学习中,尽管老师常常训诫我们脏腑和脏器的不同,但自己总是会在脑海里对其做许多的比较,以至于后来也常常这样想,同时也做了一些研究,于是便从中发现了一些特有趣味和非常值得思考的东西。

　　就说肾吧!

　　在中医学里,肾乃五脏之一,被认为是贮藏先天精气之器,为生命本源,主生殖发育,主水,主纳气,主蛰,主骨生髓,通于脑,作强之官,出伎巧,其华在发,在窍为耳和二阴,在志为恐,在液为唾,对于机体的生理和心理活动以及在机体生老病死的每一个环节都有着十分重要的功能,似乎生命活动的一切都与肾有关,受到肾的调控。正因为肾有如此重要的功能,所以,中医学十分重视并创造了许多调养肾精肾气的方法,包括中药、方剂、食养和气功导引之类。这些方法历经数千年的临床实践,临床如能得当应用,是屡有效验的。

　　与中医学不同,在大学学习的那个年代,从现代医学课程里只知道肾是一个生成尿液的器官,并且通过泌尿系统调控生命体液的水、渗透压和电解质平衡。后来,生物医学对肾所具功能的认识得到快速深化和扩展,科学家们揭示了肾在生命活动中实际担当的许多原来不曾知晓的内分泌功能,例如通过合成分泌肾素、前列腺素、1, 25-二羟维生素 D_3 和红细胞生成素等内分泌激素调控血压、生殖活动以及骨骼和红细胞代谢等,从此,肾的形象在生物医学家的眼里已经和正在发生着很大的变化。而正是在这样的变化中,我们发现,肾在分子水平的活动和功能与传统中医学关于"肾"的藏象理论竟悄然地呈现出了某些令人惊奇的相似:例如基于肾素的肾素-血管紧张素-醛固酮系统与中医学关于高血压患者的阴虚阳亢辨证;合成分泌前列腺素、1, 25- 二羟维生素 D₃ 和红细胞生成素与肾主生殖、主骨生髓的藏象功能。甚至在先前的一篇研究中,我们曾基于这样的比较,提出了肾可能通过分泌某种特殊的活性物质,以一种全新的机制影响和调控生殖器官生殖功能的假说,这当然是一个基于传统中医学理论开辟出来的全新研究方向,由此获得的研究结果也许会为人类有效调控生殖和延缓生殖功能衰老的梦想带来全新的思想、理论、技术和方法。有了这些研究和假说,于是,肾、reins 和 kidney 之间似乎难以逾越的界限逐渐模糊,而对可能原本就存在于其间的某些内在联系的探索却变得令人向往起来。在这许多的向往中,除了如上已经提到的研究,那些在现代生物医学看来本应属于大脑的功能与肾、reins 和 kidney 之间的联系同样对现代乃至未来生物医学的发展都充满神秘感和诱惑力。

一次很偶然的机会,我读到了分别于 1999 年和 2005 年在《美国肾脏病杂志》(*American Journal of Nephrology*)和《美国肾脏病学会杂志》(*J AM SOC Nephrol*)发表的关于 reins 和 kidney 的文章,前者的题目是" The mythical and metaphorical uses of the kidney in literature and the arts in general remain a relatively unexplored subject",为德国吕贝克大学医学和科学史研究所 Giovanni 博士所写,后者的题目是" The Kidneys in the Bible:What Happened?",为美国休斯敦贝勒医学院医学系的 Garabed Eknoyan 博士所写。当人类的脚步即将步入和已经走进 21 世纪的时候,西方的学者和科学杂志竟然对 kidney 的一些古典研究如此热衷,这让我非常好奇! 细细读来方知,不仅古汉语和中医药学经典《黄帝内经》利用隐喻和临床验证的方法把人的脑髓和肾联系起来,并将人的许多与情感意志相关的功能赋予肾的语义中,而且古典的希伯来语、拉丁语、希腊语和后来的英语以及西方的宗教圣典《圣经》也把几乎是同样的语义赋予 reins、kidney 和 nephros。日常接触到的有关中西方文化差异性的讨论多了,然而它们之间原来还有如此的相同和相通! 这不由得令我从薄暮冥冥的好奇之中迸发出几分晨光熹微的惊奇来! 就像生物基因一样,文化基因也是有多态性的!

在英语中,虽然在普通的用法上是将来自拉丁语的 reins 更多地用于文学修饰语境下的比喻或形容,而将 kidney 和来自希腊语的 nephros 用于描述具有明确医学解剖学意义的器官,但追其语源,或者在《圣经》中,reins 和 kidney 却是同义词,与 nephros 一起均有同样的关于内心和理智的语义,并且常常互相替代使用,kidney 也很多地被比喻为人气质性情、情绪、活力和智慧的本源,甚至《圣经》还说,kidney 的这些深藏于内的功能只有上帝才可窥见,并被上帝用于凡世个体人性的评判。例如《圣经》旧约中就有这样的诗句来赞美 reins 的功能,"I will bless the Lord, who has given me counsel; my reins also instruct me in the night seasons" "Yea, my reins shall rejoice, when thy lips speak right things" "And righteousness shall be the girdle of his loins, and faithfulness the girdle of his reins"。而所有这些,无疑与源于古代中国的《黄帝内经》对肾的认识和描述具有高度的一致性。

如此看来,无论是基于古代汉语,还是追溯古代西方的语源,无论是对《黄帝内经》的重新研究,还是心怀对基督《圣经》的神圣尊敬,或者从现代生物医学对肾功能在分子水平的许多重新发现,关于肾或者 reins 和 kidney,我们显然还有很多不大知晓却被古代先哲采用隐喻的方式写在其中的有趣"故事"。采用新的科学思维方式,用新的科学眼光透视并重新讲述这些隐喻"故事",将会给我们提供一面镜子,使我们看到从传统中医学到现代生物医学的一个清晰而又美丽的映射,而中医学中关于藏象的肾和现代生物医学中关于解剖意义上的 kidney 或 nephros 也许会在这一映射中重新统一起来。

(冯前进)

八、杂　议

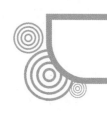

"灵兰秘典"与"官本文化"

　　"官本位"是一种以官为本、以官为贵、以官为尊为主要内容的价值观，"万般皆下品，唯有读书高"，官本位在中国流传了几千年。在封建社会，王侯将相，官分九品，形成庞大而严密的官本位体系。所有的人、所有的组织和部门，都分别归入行政序列，规定其等级，划分其行政权限，并最终服从统一的行政控制，全社会就是一个以行政权力搭建起来的金字塔。

　　在这种文化土壤中，不仅孕育出了金字塔顶端的"皇帝"，也构筑了中国历史上最漫长的高度集权和等级森严的社会体制。无论是天上还是人间，"皇帝"都是至高至尊的，所谓"普天之下，莫非王土；率土之滨，莫非王臣"。"皇帝"统领人间百姓，所有的人都是他的"臣民"，天人在"皇帝"主导下合而为一。

　　"学而优则仕"，中国人传统的"官本文化"除了浸透于社会、人文以及人生的各个方面外，还体现在由中国人创造的传统科学体系中，中医药学便是其中的代表。

　　中医药学最具代表性的著作当数《黄帝内经》了，其位列中国传统医学经典之首，传为黄帝所作，因以为名。后世考据证明，《黄帝内经》成书并非一时，作者亦非一人。其成书年代应在战国，个别篇章成于两汉，是中国历代黄老医家传承增补创作的结晶。

　　《黄帝内经》作为中医理论体系的源泉，中国医学的基石，为汉民族近两千年的繁衍生息作出了巨大贡献，被后世奉为"经典医籍"。

　　明代张景岳曾谓《黄帝内经》所论"上极天文，下穷地纪，中悉人事，大而阴阳变化，小而草木昆虫，音律象数之肇端，脏腑经络之曲折，靡不缕指而胪列焉"，赞扬《黄帝内经》"垂不朽之仁慈，开生民之寿域""与天地同，与日月并"，不仅"有德"，而且为"岂直规规治疾方术"之作。后世也因该书有如轩辕氏一般的仁德而永世流传，成为学中医者必读之书。

　　《黄帝内经》不仅在书名中，更在内容中淋漓尽致地体现了浓厚的"官本文化",创立了关于藏象的"十二官"学说,每一个脏腑,都如同一个"官位",并且还将这一学说尊崇为"灵兰秘典"。

试看这十二官位:

心——君主之官

心"禀虚灵而含造化,具一理以应万机,脏腑百骸,惟所是命,聪明智慧,莫不由之",故为一身之君主,而出神明。心为五脏六腑之君主,统领所有官员(脏腑)互相联系及分工合作,使人体构成一个不可分割的整体。中医的心是脑和心的综合体,故又称心神,它主宰人的意识思维活动及情绪变化。心属火,心就像太阳一样,照耀及牵引人体所有脏腑的运作。心停止运作,人就死亡。

肺——相傅之官

肺"位高近君,犹之宰辅",故为相傅之官,而出治节。相傅,就是皇帝的宰相,负责分配一国的资源,担当起均衡天下的职责。协助心脏调节气血循环,将水谷之精华合以清气输送至五脏及四肢百骸。同时,又像大伞一样保护着五脏,以防寒邪侵入。

肝——将军之官

肝主怒,"拟其似者",故为将军之官,而出谋虑。将军:将,帅也;军,包围也,兵车也。肝在人体中位于将军位置,捍卫周身,保护君主,平叛诸乱(解毒功能),是抵抗毒素及疾病侵犯人体的总司令、大将军。这个大将军不仅可以打仗,还是能够运筹帷幄的人,对人的思维起重要作用,人的谋虑正误取决于肝。肝气不足,遇事犹豫不决;肝气亢盛,处事失于严谨。胆与肝是相连的,肝主谋虑,胆主决断,"肝胆相照"正出于此。由于肝为将军,它主动对抗外敌,也是人体损耗最大、衰退最早的器官。

胆——中正之官

胆"禀刚果之气……附于肝",故为中正之官,而出决断。中正乃不偏不倚,符合规矩,上下通彻。胆的职能就是决断,其含义有二:一是拿主意做决定;二是决定事情的魄力。胆以储存和排泄胆汁为职责,助于消化,故为六腑之一,归属为"奇恒之腑",默默地担负着其他十一脏腑免疫功能的职责。

膻中——臣使之官

膻中"为宗气所积之处,主奉行君相之令而布施气化",故为臣使之官,而出喜乐。臣使:臣,受牵制者,奉事君王者;使,命令之意。膻中因其部位近心肺,为宗气发源地,能助心肺输传气血,协调阴阳,使精神愉快,故喻为臣使之官。

脾——谏议之官

"脾为谏议之官,知周出焉。"谏议:谏,正也,以道正人行;议,论事,言得其宜为之议。谏议是以正确的立场,论述适宜恰当的事情。脾作为谏议官在人体中表现为及时提醒心(含思维)之君王周身所发生的变化,如胃寒痛或五更泻肚是肾阳不足,便稀而衄血是中气不足,性急而两胁胀满是肝气郁结等。

胃——仓廪之官

"脾主运化,胃司受纳,通主水谷",故为仓廪之官,而出五味。仓,谷藏也;廪,发放。仓廪,即管理财物并按时发放的官员。胃作为仓廪官,管理食物予以加工,再按时向人体输送营养。

大肠——传道之官

大肠"主出糟粕,为肠胃变化之传道",故为传道之官,而出变化。传道:传,驿站之意;道,同"导",通达之意。大肠的特征:一是谷物在此暂留,有驿站之意;二是通道,直达出口;三是将谷物变成浊物;四是奉肺(上焦)之教化,将浊物化成于下。

小肠——受盛之官

小肠与心相表里,"受盛胃中水谷而分清浊",故为受盛之官,而出化物。受盛:受,相互交付也;盛,器皿也。小肠是接受胃交付磨碎之谷物的器皿。小肠作为受盛之官将胃传导来的谷物分为清浊,清者上输于脾,浊者下注于大肠。受盛之官与君主之官互为表里,小肠正常与否,直接关系贵为君主之心的安危。

肾——作强之官

肾"属水而藏精,精为有形之本……水能化生万物",故为作强之官,而出伎巧。作强之官管理人体的协调,负责生长发育和体质强盛。肾藏先天之精,禀受于父母,与生俱来。肾主骨生髓,主生长发育与生殖。故肾气充盛则筋骨强健,动作敏捷,精力充沛,生殖功能正常,胎孕得以化生。

三焦——决渎之官

三焦为水道所出,"上焦不治则水泛高原,中焦不治则水留中脘,下焦不治则水乱二便",故为决渎之官。决渎:决,行流也;渎,沟渠也。决渎指通调水道。三焦是脏腑外围最大的腑,有主持诸气、疏通水道的作用。

膀胱——州都之官

膀胱为"三焦水液所归,是同都会之地",故为州都之官,而出气化。州都：州，水中可居住土地也；都，故君旧宗庙的城为都。州都为河流口岸之处。膀胱与肾相表里，主要功能是储存水液，经过气化后排出小便，其功能隶属于肾。

人体脏腑的功能被《黄帝内经》取"十二官"类比，形象生动，使我们看到机体的生命活动俨然像一个受各级官吏治理，事出有章，井井有条的社会组织。这十二官位有的是用当时或之前的政体制度和官名比喻脏腑的特点和功能，如将军之官、州都之官、相傅之官等。有些不直接描述官名，而是一定官职之作用或特征，如粮官为仓廪之官，判官为中正之官，信使为臣使之官等。对这十二官位，《黄帝内经》还用官府清明治国比喻，形象地描述了它们对于身体安康的重要性："凡此十二官者，不得相失也。故主明则下安，以此养生则寿，殁世不殆，以为天下则大昌。主不明则十二官危，使道闭塞而不通，形乃大伤，以此养生则殃，以为天下者，其宗大危，戒之戒之！"

当然，《黄帝内经》不仅用"十二官"去说明脏腑的功能及其相互关系，也使用同样的方法来解释中药的君臣佐使制方之道。

《黄帝内经》以黄帝与岐伯对话的形式成书，这与封建社会的体制不无关系，在那个唯帝王为尊的时代，以帝王对话的身份讲出来的理论，当然就是真理了！假托黄帝以为书名，使历代医论得以成经，流传百世，亦足以告慰卑微医者的良苦用心。

（刘润兰）

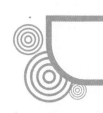

沧 海 桑 田

东晋葛洪《神仙传》中记载有这样一个故事,汉孝桓帝时,神仙王远降于蔡经家遇见好女麻姑,麻姑问道,"接待以来,已见东海三为桑田。向到蓬莱,水又浅于往者,会时略半也,岂将复为陵陆乎?"方平笑答:"圣人皆言,东海行复扬尘也。"这是古代中国人认识和描述自然变化的一个古老故事,后来有文人基于这个故事创造了"沧海桑田"的成语并在汉语中广为使用。实际上,自人类在地球上出现的那一刻起,他们就不断地看见或体验到自然界的"沧海桑田"以及人和事间此时彼时及古今往复的不同,于是,先哲文人创造了"变化"这样的词语用来描述和表达这些经常给人带来许多复杂情感体验以及曾经或现在继续影响和改变着自己生存及生活方式的存在。正如《礼记·中庸》所述的"初渐谓之变,变时新旧两体俱有,变尽旧体而有新体,谓之化"那样,在汉语的语义文化中,变化是一个"由变至化"的动态过程,这一语义基因折射和决定了中国人对世间那些或源于自然,或缘于人为的人、事、物变化的认知方式,也刚性和顽强地决定和表达了他们对那些变化所持有的态度和行为取向。

自然的"沧海桑田"或"斗转星移"以及社会"莫测无常"的多端变化,当然有其千般万般的变化动因,但如果层层追问刨根,究其本源,这些变化却都出于生命体的生物学欲望和物质的"化学欲望"之间的"一争一择",这是"固无休息"的"天下之公理"。

因变化常常带给人许多深刻的影响,或所希冀的,抑或非所希冀的,所以古今中外一直都有许多学者研究变化,又因变化常常发生于不同的时间和空间尺度上,故处于不同时间和空间位上的人当然也会关注那些发生在不同时间和空间尺度上的变化,例如,天体演化和人类社会发展至当今的时代,全球变化就正在日益成为一个令各国政治精英和科学家所共同关注的话题。阿尔·戈尔曾任美国副总统,后因竞选美国总统失败而改道做学术研究,写出了许多有独特视角的关于对自然和社会变化进行研究的著作,例如《濒临失衡的地球》《不愿面对的真相》和《攻击理性》等。前些日子,一个很偶然的机会,我读到了他最新出版的《未来:改变全球的六大驱动力》,读后不禁从脑海中生出了一些浮想。

在戈尔的视野和思想中,有来自六个方面的动因驱动了全球变化的发生和发展,其中有关人的健康和疾病的变化以及与其相关的生物科技的发展是一个被特别强调的驱动力。这些变化和发展包括随着基因组中生命密码的破译而逐渐被数字化的生命,在分子组中重新认识生命、疾病以及疾病的诊断和治疗方法,为了优生的基因选择和基因歧视,用生命克隆技术克隆人体,用合成生物学技术合成和定制器官,器官甚至是大脑移植,地球生物圈间生物屏障的破坏导致新生细菌和病毒的产生,基于环境污染以及生活和工作方式改变诱发的代谢性疾病和精神性疾病及癌症的发生和扩展,开发、激发和提升人体生命潜能的方法或药物,胚胎工程使人类的无性生殖成为现实且得到广泛应用,越来越多的农作物多少都让人觉得有些逆自然地变为转基因食品等。在戈尔先生看来,这些变化以及新兴生物科技的发展正在悄然或隐形地偏离了生物科技原本的目的,越过了曾被神话警告人类不可逾越的似乎应是神独有的能力界限,把人类的思想、灵魂和行为推至远离人性和人类业已形成的道德、伦理和宗教观念的边缘,从而使人类在享用现代生物科技成果带给自己诸多"好处"的同时,也正在经历一场自己尚没有意识和认识到的技术风险或将面临的"创造性毁灭"。这不禁让我联想起了《圣经·创世纪》中有关亚当和夏娃在伊甸园偷吃禁果的故事,同时也使我想到了中医学的观点。

戈尔先生所述的这些生物科技发展的目的,归根到底是为了满足人类保持和促进健康以及颐养天年的愿望,而对此,起源于中国古代的中医学却有与其不大相同的思想、理论、技术和方法。近来,有不少学者心怀"第三只眼睛"观察经典中医学的发展,并将其与现代生物科技的许多前沿问题或学科置于一起进行比较研究,结果发现它们竟有许多神奇的相似和交叉领域,并由此萌生出了一系列新的理论、技术和方法。很多迹象显示,这些新的理论、技术和方法可以令未来的科学家能采用一种非常自然的方法让人类实现同样的希冀和梦想。例如,基于中医学"六淫"病因学理论新生的生态病因学或分子生态病因学理论能使人类意识到维护和重建生物圈中不同生物间生物屏障的重要性,并引导科学家发明与以往完全不同的对付细菌、病毒等微生物的方法和药物。通过中医学的养生方法可保持五脏六腑处于健康和活力状态而不必走上器官移植或合成器官的道路。中医学生殖养生理论和技术的深度挖掘及应用也能在实现优生愿望的同时避免人类陷入基因歧视和无性繁殖的"尴尬",如此等等。比较起来,如果将有关人的健康和疾病的变化以及与其相关的生物科技的发展放入中医学的"摇篮"中,这其中许多令人惊心动魄的变化便突然显得宁静与和谐起来。戈尔先生在他的书中将那些生物科技惊心动魄的发展称为"再塑生与死"的变化,但回头看看中医学的观点却让我们知道,要真正地再塑生与死还有另外的方法。

按照《黄帝内经》的记载,有上古之人春秋皆度百岁而动作不衰,这无疑是再塑生与死的一个期望,然选择什么样的方法和路径,这需要人类并非只有技术的智慧!

（冯前进）

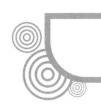
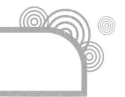

后　记

　　亲爱的同学们，想必你们已经通篇或有选择地读了这本书，从中也许获得了一些感悟和体会。

　　本书一共有 8 个部分 30 多篇小文，分别从认识生命、疾病与治疗、养生、中药与方剂、传统与现代以及文医相通等不同的方面，讲述和展现了浸透在中医药学中那些极具整合力、洞察力和激发学者想象力的艺术思维和认知方法及其表达语言和形式。

　　在写这些小文的时候，我们心中有一些希冀，希望这些小文能为你们认识和学习经典中医药学以及其他相关的现代科技打开一扇新的"视窗"、开辟一个新的视野，提供一种新的思维方法。由此，不仅能帮助你们理解经典中医药学为何能早在远古时期就认识到天、地、人之间的相互联系和相互作用，破译和揭示了其相互联系与相互作用"密码"和统一机制，并成功地将其整合于医学理论及临床实践中，从而形成在世界上独一无二的经典中医药学，也能帮助你们认识和理解艺术化思维方法与表述语系在现代科技特别是生命科学及其相关科学研究中的应用，发现其正在或将继续呈现出的科技与艺术相互兼容的发展趋势及其与经典中医药学"殊途同归"的发展路径。

　　这其中，包含了许许多多关于生命、健康与疾病研究的科技与艺术创新。

刘润兰

2019 年 10 月